TRAITEMENT

DE

L'INFECTION PUERPÉRALE

PAR

A. PINARD & V. WALLICH

PROFESSEUR DE CLINIQUE OBSTÉTRICALE   ANCIEN CHEF DE CLINIQUE OBSTÉTRICALE
A LA FACULTÉ   CHEF DE LABORATOIRE A LA FACULTÉ
MEMBRE DE L'ACADÉMIE DE MÉDECINE   DE MÉDECINE

28 FIGURES ET 15 TRACÉS

PARIS

G. STEINHEIL, ÉDITEUR

2, RUE CASIMIR DELAVIGNE

1896

TRAITEMENT

DE

L'INFECTION PUERPÉRALE

PRÉAMBULE

La fièvre puerpérale fait encore des victimes, malgré la pratique de l'antisepsie, quand celle-ci est appliquée d'une façon imparfaite. Nous nous proposons d'étudier ici les moyens de combattre l'infection, dès qu'elle apparaît. Cette étude n'a pas pour but de réunir tous les travaux sur la thérapeutique de l'infection puerpérale et d'en présenter une revue critique. Notre intention est de proposer à l'accoucheur dans sa maternité, aussi bien qu'au praticien dans sa clientèle, quand ils se trouveront en présence de l'infection puerpérale, une ligne de conduite établie sur notre expérience.

TRAITEMENT

DE

L'INFECTION PUERPÉRALE

PAR

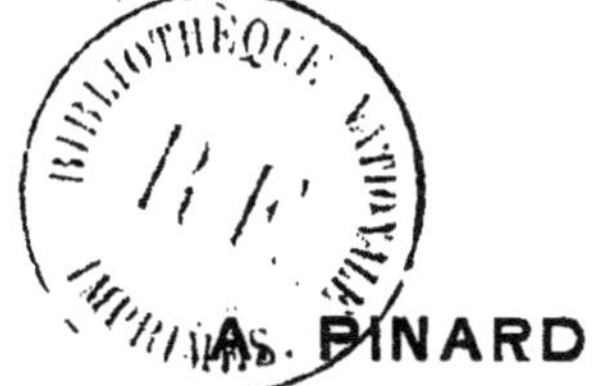

A. PINARD & V. WALLICH

PROFESSEUR DE CLINIQUE OBSTÉTRICALE	ANCIEN CHEF DE CLINIQUE OBSTÉTRICALE
A LA FACULTÉ	CHEF DE LABORATOIRE A LA FACULTÉ
MEMBRE DE L'ACADÉMIE DE MÉDECINE	DE MÉDECINE

28 FIGURES ET 15 TRACÉS

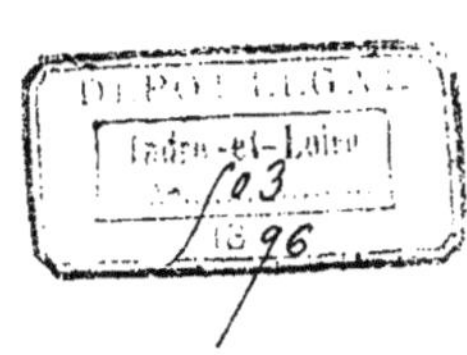

PARIS

G. STEINHEIL, ÉDITEUR

2, RUE CASIMIR DELAVIGNE

1896

INTRODUCTION

Les récentes communications à la Société de Biologie sur le sérum antistreptococcique font espérer que bientôt on va posséder un moyen puissant pour combattre l'infection puerpérale. Il est intéressant d'examiner ce que donnent, à l'heure actuelle, les procédés de traitement, employés chez la femme infectée, d'autant plus que la découverte de la sérothérapie n'exclura pas l'application du traitement local, et cela pour deux raisons :

La première c'est que toutes les infections ne pourront être traitées par le sérum antistreptococcique, car si Widal nous a démontré que le streptocoque était l'agent le plus fréquent de l'infection puerpérale, il a bien nettement spécifié aussi qu'il y avait des infections puerpérales sans streptocoques, ou à streptocoques associés à d'autres microbes.

On sait les réserves formulées au sujet de l'action du sérum antidiphtérique dans les cas où d'autres microbes sont associés au bacille de la diphtérie ; on peut se demander aussi ce que donnera le sérum antistreptococcique dans les infections puerpérales causées par différents microbes avec ou sans streptocoques.

En deuxième lieu, il ne faut pas oublier que l'infection puerpérale se fait par une porte d'entrée plus étendue que dans la plupart des autres infections, puisque cette porte d'entrée comprend toute la surface interne de l'utérus gravide, le vagin et la vulve excoriés.

Quelle que soit la force du sérum, on peut dire, *a priori*, qu'il y aura intérêt à limiter son action contre les microbes et les poisons déjà absorbés, après avoir, par le traitement local, empêché la reproduction de ces microbes et de ces poisons, au niveau de la porte d'entrée, en combattant la pullulation microbienne sur la surface de l'utérus et du vagin.

Le moment nous paraît donc bien choisi pour indiquer, d'une façon bien nette, comment ces procédés de traitement local doivent être employés, à quelle heure ils doivent l'être ; quelle est, en un mot, la *méthode* qui doit présider à la thérapeutique de l'infection puerpérale. Les règles que nous allons tracer ont été établies sur l'étude de faits, non pas recueillis çà et là, choisis pour mettre en valeur tel ou tel procédé de traitement, mais sur les résultats obtenus, et publiés depuis douze ans à la Maternité de Lariboisière, de 1883 à 1889, et à la clinique Baudelocque, de 1889 à 1894.

Ainsi que cela est remarqué dans la préface du *Fonctionnement de la Clinique Baudelocque pour l'année* 1894 [1], ces résultats ont été en s'améliorant, pour arriver, en cette dernière année, à une mortalité **totale** de 9 femmes sur 2.139 qui sont entrées à la Clinique de janvier 1894 à janvier 1895. Sur ces 9 femmes mortes, 2 sont mortes enceintes, l'une à trois mois, d'accidents rénaux, l'autre de rupture d'une grossesse extra-utérine. Il reste donc **2.137** femmes ayant **accouché** ou **avorté** dans le service : **la mortalité totale se chiffre par le nombre 7.**

Trois de ces femmes étaient éclamptiques, les 4 autres ont eu de l'infection puerpérale [2].

---

[1] A. PINARD et G. LEPAGE, *Fonctionnement de la Clinique Baudelocque*, 1894. Chez Steinheil, éditeur.

[2] Voir ces observations, dans la 3e partie de cet ouvrage.

La mortalité **totale** comprenant 9 cas sur 2.139 donne **0,32 0/0**. Mais, au point de vue du traitement de l'infection puerpérale, la *mortalité par septicémie* seule nous intéresse; comme elle s'élève au chiffre 4, cela nous donne, pour l'année 1894 : **0,18 0/0**.

Nous allons, afin de suivre l'évolution de la méthode mise en œuvre pour traiter la femme infectée, comparer ce résultat avec ceux obtenus les années précédentes. Aussi devons-nous, dans l'examen de ces chiffres, faire subir quelques modifications de détails aux tableaux publiés à la fin de chaque statistique annuelle. Dans ces tableaux, en effet, la mortalité brute par septicémie ne comprend pas les cas d'avortements, ni les décès imputables aux accidents produits par la thérapeutique elle-même dirigée contre l'infection puerpérale. Ces cas sont publiés avec détails, chaque année, dans le chapitre *Mortalité maternelle*. Mais, au point de vue qui nous intéresse, au point de vue de la valeur d'une méthode thérapeutique, nous devons, dans chaque année, prendre parmi les cas de morts tout ce qui touche à la septicémie ; aussi bien dans les avortements, que dans les accouchements, comme nous l'avons fait pour cette année 1894 [1].

---

[1] Sur le tableau qui va suivre, on pourra noter les différences suivantes avec les tableaux publiés annuellement à la fin de chaque « fonctionnement ».

ANNÉE 1891. — Aux 4 cas de mort par septicémie, donnant 0,24 0/0, nous ajoutons les 2 cas de mort survenus chez des femmes infectées, à la suite d'injections intra-utérines, ce qui porte à 6 le nombre des décès chez les femmes infectées, et la mortalité à 0,36 0/0.

ANNÉE 1892. — Aux 3 cas de mort par septicémie, donnant 0,11 0/0, nous ajoutons 2 cas de mort par septicémie chez des femmes ayant avorté (Observations 519, 529), ce qui porte à 5 le nombre des décès chez les femmes infectées, et à 0,27 0/0 le chiffre de la mortalité par septicémie.

ANNÉE 1893. — Aux 3 cas de mort par septicémie, donnant 0,15 0/0, nous ajoutons : 1° 2 décès chez des femmes infectées après avortement (Observations 109, 1271); 2° 2 décès chez des femmes infectées avant l'accouchement (Observations 558, 1480); 3° 1 décès chez une femme ayant des lésions annexielles antérieures à l'accouchement (Observation 731). Ce qui porte à 8 le chiffre des femmes mortes ayant été traitées comme infectées, et à 0,42 0/0 le chiffre de la mortalité par septicémie.

Toutes ces observations, nous le répétons, sont publiées au chapitre intitulé

Dans le tableau ci-dessous, c'est moins le chiffre de la mortalité totale, qui doit attirer notre attention, que celui de la mortalité par septicémie puerpérale. En effet, le chiffre de la mortalité totale pourra être soumis à de grandes variations par le seul fait du hasard, qui fera entrer dans le service un plus ou moins grand nombre de cas pathologiques, en dehors de la septicémie. Le chiffre de la mortalité par septicémie indique, au contraire, les effets de la thérapeutique employée. Il est facile, à ce point de vue, de lire et de distinguer sur le tableau ci-dessous plusieurs périodes :

1° De 1883 à 1884 inclusivement ;

Mortalité maternelle, dans chaque année du fonctionnement de la Clinique Baudelocque.

ANNÉES	NOMBRE des femmes entrées dans le service	CHIFFRE de la mortalité totale	POURCENTAGE de la mortalité totale	CHIFFRE de la mortalité par septicémie	POURCENTAGE de la mortalité par septicémie
Hôpital Lariboisière — Service interne					
1883	868	13	1,49 0/0	12	1,38 0/0
1884	681	17	2,78	7	1,13
1885	757	15	1,98	6	0,79
1886	616	9	1,46	4	0,65
1887	754	9	1,19	0	0,00
1888	1.262	13	1,02	7	0,55
Clinique Baudelocque					
1889[1]	106	1		0	0,00
1890	1.244	9	0,72	4	0,32
1891	1.654	20	1,20	6	0,36
1892	1.834	8	0,49	5	0,27
1893	1.920	14	0,72	8	0,42
1894[2]	2.139	9	0,42	4	0,18
	13.835			63	

[1] 1889 est l'année de l'installation du service, c'est ce qui explique le petit nombre d'accouchements.

[2] Nous donnons dans ce tableau, pour l'année 1894, comme pour les années précédentes, le chiffre de la mortalité *totale* prise sur *toutes* les femmes entrées dans le service, c'est-à-dire comprenant 2 décès de femmes *enceintes*. Sans les compter, la mortalité *totale* des femmes *accouchées* ou *avortées* serait de 7, soit 0,37 0/0.

2° De 1885 à 1893 ;

3° 1894.

1° Dans la première période, de 1883 à 1884, inclusivement, c'est-à-dire pendant deux ans, les procédés de traitement employés sont les procédés anciens, savoir : traitement médical, toniques, alcool, sulfate de quinine ; le traitement local comprend : injections vaginales, injections intra-utérines intermittentes.

Voyons les résultats exprimés pour la mortalité par septicémie :

1883 : 1,38 0/0 ;

1884 : 1,13 0/0.

La mortalité par septicémie est au-dessus de 1 0/0.

2° Dans la deuxième période, de 1885 à 1893. La thérapeutique employée chez les femmes infectées subit, dès 1885, une modification profonde par l'introduction des irrigations continues. L'année 1887 elle-même peut marquer, dans les annales d'un service, puisque la mortalité par septicémie y tombe à 0 0/0. Mais, nous le voyons par les chiffres des années suivantes, cela ne peut pas toujours être obtenu ; il est encore, à l'heure actuelle, des infections arrivées à un degré où les moyens dont nous disposons sont impuissants. Examinons les résultats ; voyons la mortalité par septicémie dans cette période 1885 et 1893 :

1885 .... 0,79 0/0	1890 .... 0,32 0/0
1886 0,65	1891 0,36
1887 0,00	1892 0,27
1888 0,55	1893 0,42
1889	

Il suffit de lire ces chiffres pour reconnaître une différence profonde dans la mortalité par septicémie entre cette période et la période précédente (1883-1884). La mortalité tombe au-dessous de 1 0/0, pendant que le nombre total des accouchements augmente. L'irrigation continue instituée méthodiquement est la cause évidente de l'amélioration de ces résultats.

De 1885 à 1888 inclusivement, sauf les résultats obtenus en 1887, sur 754 accouchements avec une mortalité par septicémie de 0 0/0, *la mortalité par septicémie est au-dessous de 1 0/0, mais au-dessus de 0,50 0/0.*

En laissant de côté l'année 1889, celle de l'installation de la Clinique Baudelocque, nous voyons que, de 1890 à 1893, *la mortalité par septicémie se maintient au-dessous de 0,50 0/0.*

La constatation de ce résultat est d'autant plus intéressante que les conditions sont tout à fait changées, et sont certainement moins favorables. Dans le service interne de Lariboisière, les accouchements étaient pratiqués par des sages-femmes internes, par un interne des hôpitaux, par des externes et quelques élèves stagiaires, en somme par un personnel fixe d'une façon générale pendant un an. Les changements de personnel influaient très notablement sur les résultats, pendant la période d'éducation des nouveaux arrivants. Or, ces conditions défectueuses de renouvellement, qui ne se produisaient qu'à de longs intervalles dans le service de Lariboisière, se reproduisent tous les quinze jours dans le service de la Clinique Baudelocque, Clinique de la Faculté, service d'enseignement. Tous les quinze jours, une série d'étudiants vient faire un stage d'un mois dans le service ; la plupart d'entre eux ne connaissent de l'antisepsie que la théorie, qu'ils n'ont pas encore eu l'occasion de mettre en pratique. Les accouchements sont faits par les étudiants sous la direction du personnel enseignant, et des sages-femmes attachées au service. Il est utile de remarquer que ces conditions défectueuses, en apparence, n'ont eu aucune conséquence fâcheuse pour les femmes, et que l'instruction des étudiants retire de cette organisation de grands bénéfices.

Pendant toute cette période, de 1885 à 1893, les femmes

infectées ont été soumises aux injections intra-utérines ou à l'irrigation continue. Pourtant, dès 1892, quelques curettages sont pratiqués par Varnier, alors Chef de clinique, dans des cas d'avortement et d'infection puerpérale. On pratique aussi quelques curettages dans l'année 1893 ; mais ce procédé de traitement n'est pas appliqué d'une façon régulière, et est réservé le plus souvent à quelques cas désespérés.

3° La troisième période ne comprend que l'année 1894. Rappelons les résultats obtenus sur 2.137 accouchements ou avortements. Quatre femmes infectées sont mortes, soit 0,18 0/0. Cette année marque une mortalité par septicémie plus basse que les années précédentes, avec un chiffre croissant d'accouchements. Ce chiffre de 0,18 0/0 est notablement inférieur à 0,27, le meilleur chiffre obtenu à la Clinique Baudelocque, sur un nombre d'accouchements moins considérable en 1892. Ce résultat de 1894, obtenu sur un chiffre de 2.137 accouchements, ne saurait mériter la qualification de série heureuse, et il est bien permis de l'attribuer plutôt aux modifications instituées dans la thérapeutique des femmes infectées ; car si, pendant cette année, la mortalité a diminué, la morbidité s'est chiffrée dans des proportions importantes, puisque nous avons eu, pendant cette période, 123 femmes infectées, et traitées comme telles.

Cette nouvelle thérapeutique ne comprend que des procédés de traitement bien connus : injections intra-utérines, irrigation continue, curettage. Mais ces procédés ont été employés séparément, ou combinés les uns aux autres, suivant des indications bien nettes, qui ont été peu formulées jusqu'à ce jour, suivant, en un mot, *une méthode thérapeutique* de l'infection puerpérale, que les résultats obtenus nous autorisent à croire bonne à suivre et à recommander.

Il n'a été question jusqu'ici que des manifestations infectieuses des premiers jours et du traitement à leur opposer.

L'infection puerpérale peut persister en dépit de la thérapeutique suivie, et donner lieu encore, dans la période des suites de couches, à la phlébite ou *phlegmatia alba dolens*, aux suppurations pelviennes, en un mot à des localisations de l'infection. En présence de ces accidents qui se manifestent plus tardivement, que faut-il faire ? Quels sont les moyens thérapeutiques, quel est la conduite à tenir ? C'est ce que nous exposerons, en arrêtant à ces accidents qui surviennent dans le cours du premier mois l'étude des accidents tardifs. Car l'infection puerpérale, si elle n'a pas été traitée, et quelquefois même après avoir été traitée, soit trop tard, soit d'une façon insuffisante, provoque des accidents à longue échéance, dont le traitement sort du domaine obstétrical pour entrer dans le domaine chirurgical de la gynécologie. Nous ne nous occuperons pas de ces accidents tardifs qui évoluent au-delà du premier mois, car ce serait vouloir faire la thérapeutique des infections chroniques de l'utérus et des organes pelviens, infection dont l'origine se partage entre la blennorrhagie et les accidents puerpéraux.

DIVISION

Ce travail a pour but de fournir au praticien des notions précises sur les moyens dont il dispose pour combattre l'infection puerpérale dès son début, dans les suites de couches.

Notre étude sera divisée en trois parties :

La **première partie** comprendra le traitement des accidents immédiats, ou de la première semaine.

La **deuxième partie** comprendra le traitement des accidents qui éclatent à une période plus avancée des suites de couches, mais toujours dans le cours du premier mois qui suit l'accouchement.

Dans la **troisième partie** on trouvera les observations, les pièces justificatives.

PREMIÈRE PARTIE

Chapitre I. — L'infection puerpérale actuelle. —Tableau clinique. — Tableau anatomo-pathologique.

Chapitre II. — L'irrigation intra-utérine. — Injection intra-utérine. — Irrigation continue.

Chapitre III. — Le curettage.

Chapitre IV. — Le traitement médical.

Chapitre V. — Méthode thérapeutique.

DEUXIÈME PARTIE

Chapitre I. — Les accidents infectieux tardifs des suites de couches : phlébites, suppurations. — Anatomie pathologique et symptômes.

Chapitre II. — Traitement de ces accidents.

TROISIÈME PARTIE [1]

Chapitre I. — Pièces justificatives de la première partie.

[1] Nous n'étudions dans ce travail que les matériaux réunis dans l'année 1894, la première année d'application de la méthode thérapeutique que nous préconisons. L'année 1895 nous a fourni des résultats satisfaisants. La mortalité *totale* de 12 femmes sur 2.077 offre une augmentation sur l'année précédente, ce qui la porte à 0,57 0/0.

Ces 12 cas se décomposent ainsi :

Deux cas de grippe infectieuse, ayant occasionné la mort quelques heures après l'entrée dans le service ;

Un cas de broncho-pneumonie, chez une femme ayant subi la symphyséotomie, et dont la plaie était réunie par première intention ;

Un cas de mort par accidents dus au chloroforme, quelques heures après une basiotripsie ;

Trois cas d'éclampsie, dont une femme morte avant d'être accouchée ;

Cinq cas de septicémie.

La mortalité par septicémie de 5 cas sur 2.077 femmes porte la mortalité à 0,24 0/0, au lieu de 0,18 0/0 obtenu en 1894. Ce chiffre est encore inférieur à 0,27, le meilleur obtenu avant 1894.

Ces cas se décomposent ainsi :

1° Une femme morte d'accidents infectieux, consécutifs à une rupture utérine;

Chapitre II. — Pièces justificatives de la deuxième partie.

2° Une femme ayant avorté en ville à la suite de tentatives criminelles, arrivée dans le service avec une péritonite ;

3° Septicémie à la suite d'une opération de Porro ;

4° Septicémie survenue chez une femme ayant subi la symphyséotomie, ayant eu une phlegmatia alba dolens et morte d'embolie quarante jours après ;

5° Septicémie à la suite d'avortement consécutif à une laparotomie pour kyste de l'ovaire.

———

PREMIÈRE PARTIE

CHAPITRE PREMIER

L'INFECTION PUERPÉRALE

I

Influence de l'antisepsie sur les formes de l'infection puerpérale.
— Avant d'exposer la méthode que nous suivons dans le traitement de l'infection, il est indispensable d'examiner les principaux caractères de cette infection. Les formes de l'infection
puerpérale, observées aujourd'hui, ressemblent peu aux formes
observées autrefois, et ceci pour deux raisons : l'une tient au
mode d'infection lui-même ; l'autre, à la thérapeutique suivie.
Autrefois, en effet, la contamination était constante ; l'infection consécutive de l'organisme se montrait avec une intensité
différente, suivant la résistance du terrain, suivant la virulence microbienne ; produisant depuis ces légers accidents,
appelés « fièvre de lait », jusqu'aux accidents mortels. Il n'y
avait alors que deux facteurs en présence ; l'agent contami-
nant et le sujet contaminé.

Depuis l'antisepsie, même lorsque celle-ci est pratiquée d'une façon insuffisante, puisque dans ce cas il y a infection, l'action de l'antiseptique se manifeste en atténuant les formes observées autrefois. Mais cette atténuation ne se fait sentir que dans les premières heures de l'infection, et alors deux choses peuvent se produire : ou l'infection est abandonnée à elle-même, et l'on revoit ce que l'on revoyait il y a vingt ans; ou bien, cette infection est énergiquement traitée, et alors elle avorte, les phénomènes s'amendent, les accidents disparaissent, ou prennent parfois un caractère de chronicité. Toutefois, entre ces deux formes extrêmes, l'une abandonnée à elle-même, et l'autre arrêtée dans son évolution, il faut en placer une troisième, celle dans laquelle l'intervention est trop tardive; l'action locale est moins puissante devant l'empoisonnement général.

Infection atténuée. — On voit alors ces formes particulières de l'infection puerpérale, si bien décrites, par MM. Labadie-Lagrave et Gouget[1], sous le nom de *fièvres puerpérales antiseptiques*. L'action de l'antisepsie, suivant ses auteurs, ne s'étend pas seulement sur la quantité des infections, mais aussi sur leur qualité. Ces infections sont *atténuées*, relativement aux infections anciennes ; car, à côté des élévations de la température et du pouls, l'état général reste satisfaisant, et rien n'appelle l'attention sur l'abdomen.

Mais cette atténuation n'est que relative, et MM. Labadie-Lagrave et Gouget font bien remarquer que : *Fièvre puerpérale atténuée ne signifie pas fièvre puerpérale sans danger, ni guérissant toute seule.* Ils ajoutent, après avoir longtemps observé ces formes, à l'infirmerie de la Maternité, qu'il faut les attaquer, non seulement par le traitement général, mais aussi par le traitement local.

« Qu'importe qu'il s'agisse d'une forme généralisée, que l'élément infectieux soit répandu dans toute l'économie? Si cette considération doit entrer en ligne de compte au point de vue du pronostic, elle ne doit pas influer sur le traitement. Sans doute, les antiseptiques, injectés dans la cavité utérine,

---

[1] LABADIE-LAGRAVE et GOUGET, « La fièvre puerpérale d'autrefois, et la fièvre puerpérale d'aujourd'hui ». *Annales de Gynécologie*, octobre 1891.

n'iront pas poursuivre l'agent nocif jusque dans le sang, quoi qu'en disent certains partisans fougueux de l'antisepsie. Mais cela n'est pas nécessaire pour amener la guérison. Que ce soit le microbe qui ait pénétré dans le sang, à un état de virulence atténuée, ou que ce soit seulement les produits solubles élaborés par lui, peu importe; l'utérus reste toujours la surface de résorption de l'organisme, le foyer de pullulation, la base d'opérations du microbe. C'est là qu'il faut l'attaquer et le détruire. On coupe ainsi le mal dans sa racine, on prévient de nouvelles décharges microbiennes et toxiques dans le courant circulatoire, et, comme la première était atténuée, la résistance de l'organisme suffira presque toujours à en triompher [1]. »

Donc l'action locale doit être exercée même dans les formes généralisées, elle vaut mieux que l'expectation, mais elle n'est pas alors toute-puissante. Cette action locale ne saurait non plus donner de résultats très efficaces dans ces formes, non plus atténuées, mais graves, de la fièvre puerpérale ancienne, sur lesquelles on a discuté si longtemps pour savoir s'il s'agissait de phlébite ou de lymphangite utérine, ces péritonites purulentes, ces septicémies aiguës, que malheureusement on rencontre encore ; car même à l'heure actuelle, lorsque l'infection a pu arriver à ce degré, nous sommes désarmés contre elle, comme autrefois, et nous le serons probablement encore longtemps, si la sérothérapie ne vient pas nous donner les moyens de lutter contre ces cas extrêmement graves. Mais, si nous sommes sans action sur l'infection parvenue à un certain degré, nous sommes tout-puissants, et les faits le prouvent, pour combattre l'infection dans ses premières heures. C'est à ce moment qu'il faut la reconnaître, ou, encore mieux, la prévoir.

II

Les conditions qui favorisent l'infection. — Quels sont donc les cas, où l'on peut prévoir l'infection, et prévenir ses effets.

1° *Absence de soins avant l'accouchement.* — On peut prévoir l'infection chez toute femme, qui, pendant le travail, dès les

---

[1] LABADIE-LAGRAVE et GOUGET, *loc. cit.*, p. 284.

premières périodes, n'a pas reçu tous les soins antiseptiques, n'a pas eu de toilette de la vulve et du vagin, à plus forte raison si elle a subi des touchers, ou des manœuvres sans précautions antiseptiques. Cette femme, même lorsqu'elle vient à nous sans fièvre, sans élévation de température, sans fréquence du pouls, est considérée comme une suspecte, comme une infectée, et elle est l'objet d'une thérapeutique active. Ici l'infection vient de ce que la prophylaxie la plus élémentaire n'a pas été mise en pratique. Ces cas deviendront, il faut l'espérer, de plus en plus rares ; mais il faut, à l'heure actuelle, encore compter avec eux.

En 1894, sur nos 123 femmes infectées, ou considérées comme telles, 29 seulement avaient séjourné à la salle des femmes enceintes ; toutes les autres sont arrivées à la clinique en travail, avec une dilatation plus ou moins avancée ; 6 d'entre elles avaient subi des examens ou des opérations en ville, et nous verrons parmi ces dernières les plus gravement atteintes.

Il est d'autres cas où l'infection est à prévoir, alors que les soins antiseptiques ont été donnés ; mais, dans ces cas, la pratique de l'antisepsie a été rendue très difficile par les circonstances. Dans les cas de travail prolongé, qui dure plusieurs jours, les femmes subissent de nombreux examens ; il est très difficile d'établir une occlusion parfaite de la vulve, et il y a des chances pour qu'une faute antiseptique soit commise, par suite d'un simple relâchement dans une surveillance prolongée. Ces chances d'infections sont d'autant plus à craindre, que le travail prolongé se présente dans une des circonstances suivantes :

2° *OEuf ouvert.* — Si les membranes sont rompues, l'œuf ouvert offre un terrain de culture parfait pour les microbes, terrain où toutes les conditions favorables à leur pullulation semblent réunies. L'infection de l'œuf peut se produire même quand le fœtus est vivant ; le liquide amniotique dégage alors une odeur infecte ; mais, si le fœtus est mort, sa putréfaction est certaine, et quelquefois se développe avec une rapidité étonnante, s'accompagnant de production de gaz septiques. Cette infection, qui prend naissance dans l'œuf, ne tarde pas à se propager à la mère, et les accidents éclatent rapidement. La température s'élève, le pouls s'accélère, la langue devient sèche, des frissons se déclarent, et, lorsque l'œuf est expulsé, l'infection est profonde, générale, rapidement meurtrière.

Dans ces circonstances défavorables, l'antisepsie, soigneusement pratiquée, permet souvent d'éviter l'infection ; mais ce qu'il faut aussi, c'est empêcher ces circonstances elles-mêmes de se produire, et, si elles sont inévitables, agir dès la première heure, avant l'éclosion des accidents graves.

Sur nos 123 femmes malades, 33 sont entrées dans le service avec une dilatation égale ou supérieure à une pièce de 5 francs.

Ces femmes n'avaient, par conséquent, reçu, jusqu'à cette période du travail, aucuns soins antiseptiques.

Sur nos 123 cas, il y a eu 65 fois rupture des membranes avant la dilatation complète, que cette rupture ait été prématurée ou précoce, spontanée ou artificielle. Normalement, le temps que l'œuf reste ouvert part du moment où la dilatation est complète jusqu'à la sortie du fœtus. Ce temps, en moyenne, est d'une ou deux heures chez les primipares, une demi-heure ou moins chez les multipares. Nous avons recherché chez nos malades la durée du temps compris entre la rupture des membranes, c'est-à-dire depuis l'ouverture de l'œuf jusqu'au moment de l'expulsion. Sur les 65 cas de rupture prématurée ou précoce des membranes, 57 fois l'œuf est resté ouvert pendant plus de deux heures, et, sur ces 57 fois, 21 fois plus de dix heures. Ces chiffres nous montrent bien l'importance de l'ouverture de l'œuf intempestive, au point de vue des chances d'infection de la femme[1].

Ces chiffres montrent aussi l'importance qu'il y a à ne pas rompre les membranes d'une façon prématurée, sans indications précises, et les chances d'infection que court la femme, même avec un fœtus vivant, quand l'œuf est ouvert[2].

3° *Hémorragies*. — Quand la femme a perdu beaucoup de sang, c'est un fait d'observation banale, qu'elle est exposée

---

[1] Voir sur ce sujet : « De la physométrie pendant le travail de l'accouchement, avec ou sans putréfaction du fœtus », par Mme HENRY, *Annales de Gynécologie*, 1893, p. 8. — GALTIER, *De l'infection primitive du liquide amniotique, après la rupture prématurée des membranes de l'œuf humain*. Thèse. Paris, 1895.

[2] Cette infection de l'œuf ouvert, le fœtus étant vivant, semble se produire surtout pendant le travail, car on voit des femmes accouchant huit jours, quinze jours et plus, après une rupture prématurée des membranes sans avoir les phénomènes infectieux, qu'il est si fréquent de constater lorsque le travail se trouve prolongé et que l'œuf est ouvert.

à l'infection plus qu'une autre. Le terrain qu'elle offre à l'infection est un terrain où la pullulation microbienne se fait sans résistance, et où les accidents marchent avec une malignité bien connue.

Ces hémorragies, qui créent un terrain si favorable à l'infection, il faut les combattre dès les premières heures, et nous disposons aujourd'hui de moyens suffisamment puissants avec la large déchirure des membranes, le ballon Champetier de Ribes, les injections chaudes, et les injections de sérum, pour que, depuis 1891, aucune femme ne soit morte d'hémorragie à la clinique Baudelocque.

Tels sont les cas où l'infection est à prévoir et à prévenir, en empêchant les circonstances favorables à sa production.

4° *Travail prolongé*. — Il est, enfin, des cas, et ils peuvent être assez fréquents, où l'infection se produit pendant l'accouchement, en dehors de toute circonstance défavorable, par le seul fait d'une faute commise au point de vue antiseptique. Cette faute, dont il faut toujours s'accuser en cas d'infection, n'est, du reste, pas difficile à commettre, si l'on considère la longue durée de la période de travail. Dans cette période, depuis le début de la dilatation, jusqu'après la délivrance, la femme se trouve dans les conditions d'une opérée au cours d'une opération. Or, quel est le chirurgien, le plus rompu à la pratique de l'antisepsie, qui ne redoute ces opérations de longue durée, ces opérations de deux ou trois heures? et, s'il les redoute, c'est moins au point de vue des hémorragies, qu'il peut le plus souvent éviter, et dont il peut se rendre maître ; c'est moins au point de vue de la longueur de la chloroformisation, qu'au point de vue de l'infection qui attend son opérée.

Or, la période de travail mérite d'être considérée comme une opération de longue durée, où une faute est toujours *possible*.

III

Tableau clinique des premiers symptômes de l'infection. — Le premier jour des suites de couches se passe généralement sans incidents ; mais quelquefois, le deuxième jour, et surtout le troisième ou le quatrième jour, l'infection s'annonce. La température jusque-là était restée normale, le pouls normal, mais assez souvent plus fréquent : 100, 110 pulsations à la minute. C'est le soir généralement, ou dans le courant de l'après-midi ; nous sommes au troisième ou au quatrième jour ; la femme a mal à la tête, des douleurs lombaires permanentes ; elle se plaint d'une sensation d'horripilation ; puis, un frisson éclate, parfois léger, de courte durée. d'autres fois violent, prolongé, s'accompagnant de claquement de dents. Puis, le frisson cesse, il est suivi de sueurs profuses. La peau est chaude, le pouls fréquent bat à 120 ou 140 pulsations ; la température s'élève à 38° ou au dessus (elle est rarement au dessous, s'il y a frisson). La langue est humide, quelquefois un peu blanchâtre ; le ventre souple, un peu sensible au niveau de l'utérus ; les lochies sont parfois fétides, mais d'autres fois ne présentent rien de particulier. Cet ensemble symptomatique est bien net, et le diagnostic d'infection s'impose.

Mais, dans d'autres cas, le frisson manque ; seule, la température témoigne d'un état anormal ; le thermomètre marque 37,8, 38, 38,5 ou même au dessus ; le pouls est fréquent, et sa fréquence est souvent en rapport avec le degré d'infection. Il faut se garder alors de croire à la fameuse fièvre de lait d'autrefois, ou à la stercorémie ; il faut poser le diagnostic d'infection, tout de suite, même s'il y a doute, et agir en conséquence ; souvent après l'injection, tout rentrera dans l'ordre, aucun incident ne se produira les jours suivants, la température et le pouls resteront normaux.

Si l'on a hésité à poser le diagnostic d'infection, si l'on a temporisé, le lendemain matin, on fait les constatations suivantes : la nuit a été plus ou moins calme, la température a baissé, mais est encore au-dessus de la normale 38, 38,5; le pouls est demeuré fréquent, bien que moins fréquent que la veille. La journée se passe, la femme a mal à la tête, pas d'appétit, la langue sale, le ventre sensible, et, le soir, la température s'élève de nouveau avec ou sans frisson. Il est encore temps d'intervenir ; les conditions sont alors moins favorables que la veille, et l'intervention devra parfois être plus importante. Mais, si l'on commet la faute de temporiser encore, l'infection fait du chemin, l'état général s'aggrave ; l'état local au niveau de l'utérus et des annexes peut être le siège de complications, mais aussi ne rien présenter d'apparent. Nous sommes dans les conditions d'autrefois, en pleine fièvre puerpérale, celle qu'ont décrite pour la dernière fois Hervieux et Siredey. A ce moment, le traitement local est encore possible, mérite même d'être tenté, mais avec beaucoup moins de chances de succès. C'est au traitement médical, aux toniques, à la quinine, et surtout à la résistance de la malade, qu'on demande la guérison, accompagnée souvent de suppurations chroniques, en attendant l'heure où la sérothérapie pourra intervenir efficacement.

Aussi bornerons-nous là cet exposé symptomatique, c'est-à-dire aux premiers jours de l'infection, alors que le traitement actuel est encore curatif. On peut à présent se demander ce qu'il faut faire dans ces premières phases de l'infection.

Les agents du traitement local, irrigation intra-utérine, curettage, sont connus de tous, mais quand faut-il les employer? Dans quels cas une injection intra-utérine est-elle suffisante, dans quels cas faut-il curetter? Quelle est, en somme, la méthode de traitement à suivre : c'est ce qui reste à examiner.

Il est nécessaire, avant d'entrer dans l'étude du traitement des accidents, dont nous venons d'examiner le tableau clinique, d'en étudier l'anatomie pathologique.

IV

Anatomie pathologique de l'infection puerpérale. — Ce serait sortir des limites que nous nous sommes imposées, que de vouloir tracer ici, même résumée, l'anatomie pathologique de l'infection puerpérale. Ce qu'il nous est important de préciser, c'est l'état de l'infection dans l'utérus, tout à fait au début, de façon à ce que l'on puisse savoir jusqu'où portent les moyens d'action mis en œuvre contre cette infection.

Il nous faut donc être fixé sur deux points : 1° l'agent d'infection; 2° le lieu où il agit.

1° *L'agent infectieux.* — En 1879, M. Pasteur trouvait dans les lochies un microbe, du genre micrococque, se présentant sous l'aspect de points disposés en chaînette : le *Streptococcus pyogenes*.

A côté de ce microbe, M. Doléris en découvrait trois autres: en simple point, en double point, et un microbe en forme de bâtonnet. Tandis que M. Doléris attribuait à chacune des variétés de ces microbes la faculté d'engendrer des formes différentes de fièvre puerpérale, MM. Arloing et Chauveau constataient, deux ans après, que le microbe en chaînette seul pouvait produire expérimentalement des septicémies différentes, qui pouvaient être comparées aux diverses formes de la fièvre puerpérale.

En 1889, Widal établit dans sa thèse que le *Streptococcus pyogenes*, le microbe en chaînette, signalé par Pasteur, pénétrant dans l'économie par l'utérus, pouvait être le seul agent

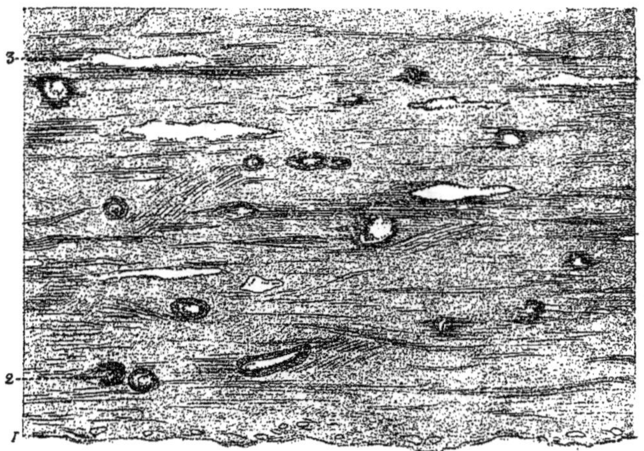

FIG. 1 (WIDAL). — Coupe intéressant le muscle utérin et la surface de la muqueuse, vue à un faible grossissement. Toutes les parties teintées en bleu représentent des amas de streptocoques.

1. Muqueuse utérine.
2. Veine remplie d'amas de streptocoques.
3. Lymphatique dont la surface interne est tapissée par une couche de streptocoques.

parasitaire des différentes formes de fièvre puerpérale ; que sa virulence, variable suivant les conditions, suffisait à expliquer la diversité des formes observées (V. *fig.* 1 et 2).

Mais, tout en disant que le streptocoque pourrait être, et était, en réalité, le plus souvent le seul agent de l'infection puerpérale, Widal spécifiait bien nettement que d'autres microbes pouvaient infecter l'économie dans l'infection puerpérale, et depuis sa thèse, différents auteurs et lui-même ont publié des cas d'infection puerpérale dont l'agent infectieux était le coli-bacille[1], ou le streptocoque associé à des staphylocoques. Enfin, on a trouvé aussi du vibrion septique (Tarnier et Wignal). On pourra voir, dans les figures 5 et 7, les lymphatiques remplis de bâtonnets dans des coupes d'utérus de femmes mortes quelques heures après un curettage.

Il faut donc ne pas oublier que d'autres microbes peuvent se rencontrer dans l'infection puerpérale. C'est le streptocoque qui en est l'agent le plus fréquent. Ce point n'est plus discuté aujourd'hui.

Il ne suffisait pas d'avoir trouvé l'agent parasitaire le plus

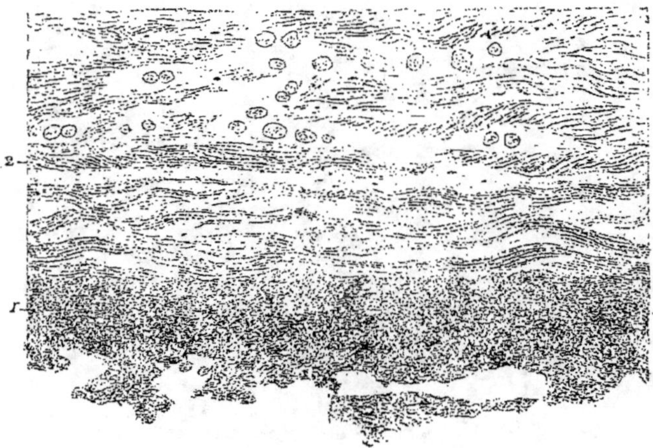

Fig. 2 (Widal). — Muqueuse utérine infiltrée de chaînettes et de bâtonnets. Fort grossissement. Objectif à immersion. Dans ce cas les chaînettes avaient pénétré seules dans les vaisseaux utérins.

1. Muqueuse utérine.
2. Muscle utérin.

fréquent de l'infection puerpérale, il fallait encore expliquer deux choses, à savoir :

1° Pourquoi le streptocoque seul donne-t-il lieu à des formes d'infections puerpérales, si différentes au point de vue clinique;

2° Pourquoi le streptocoque donne-t-il lieu à des infections généralisées, si graves, pendant l'état puerpéral, alors que les

[1] CHANTEMESSE, WIDAL et LEGRY, Société médicale des hôpitaux, 11 décembre 1891. — REXOU, Bulletin médical, 1893, p. 819. — EISENHART, Archiv. für Gynæk., XLVII, H. 2, p. 189. — BARBIER, Des pseudo-infections puerpérales d'origine intestinale. Thèse Paris, 1894.

accidents sont plus localisés et plus bénins dans d'autres affections dont il est l'agent parasitaire, l'érysipèle, par exemple?

Widal répondit à ces deux questions.

La virulence variable du microbe suffit à créer des formes
différentes d'infection puerpérale, des plus légères aux plus
graves. Virulence, qui peut dépendre non seulement de l'énergie
propre du microbe infectant, mais aussi des conditions favorables créées par le terrain sur lequel il se développe, la plus
ou moins grande résistance de la femme. Voilà pour la première question.

Ces conditions favorables du terrain, l'état de fatigue et de
surmenage consécutifs à la grossesse et à l'accouchement
auraient pu être invoquées pour répondre à la deuxième
question, pour expliquer la différence de gravité entre l'infection à streptocoques produisant l'érysipèle, et l'infection de
même nature produisant les accidents puerpéraux. Widal
trouva dans une autre circonstance la cause de cette différence
des processus infectieux. Ayant eu occasion d'observer une
femme enceinte atteinte d'érysipèle et de lymphangite à streptocoques des membres inférieurs, et qui avorta sans accidents
septiques, avec chute de la température deux jours après
l'avortement, il en conclut qu'il fallait, pour expliquer l'action
spéciale, et particulièrement grave, du streptocoque dans
l'infection puerpérale, tenir compte d'une autre circonstance :
la porte d'entrée de l'infection, l'utérus. Il proposa d'expliquer la gravité de l'infection par l'étendue de la porte d'entrée, la cavité utérine, avec ses nombreuses veines, et ses
nombreux lymphatiques, offrant des voies toutes ouvertes à
l'agent infectieux. Or, cet agent infectieux, le streptocoque,
retrouvé dans les vaisseaux de l'utérus ou plus loin dans tout
l'organisme, se présentait, selon lui, avec bien d'autres microbes,
au niveau de la muqueuse utérine, mais seul il la traversait,
et là muqueuse jouait alors vis-à-vis des autres microbes le
rôle d'un véritable *filtre*. Widal constatait ce dernier fait sans
chercher à l'expliquer. Il avait donc en somme proclamé le
streptocoque l'agent le plus fréquent de l'infection puerpérale,
donnant à cette infection un caractère spécial, dépendant de
sa porte d'entrée dans l'économie, et des formes différentes
dépendant de sa virulence. Ces recherches ont été confirmées
depuis, et, connaissant l'agent infectieux, il nous reste à étudier

le terrain où il évolue, localisé dans les premières heures de l'infection, au moment où il est urgent de l'attaquer dans l'utérus.

II. La porte d'entrée de l'infection. Localisation primitive de l'infection dans l'utérus. — Dans son travail, Widal a montré le microbe envahissant les lymphatiques ou les veines. Bumm[1] a cherché à préciser les voies d'introduction, suivies par l'agent infectieux, son action sur la muqueuse utérine.

Au point de vue des voies naturelles suivies par l'infection, Bumm a démontré la plus grande fréquence de la pénétration dans les lymphatiques que dans les veines obstruées par des thrombus.

Au point de vue de l'action du microbe sur la muqueuse utérine, il a montré celle-ci modifiée, nécrosée, dans ses éléments au niveau de la couche où elle est envahie par les microbes, tandis que, au-delà de cette couche, il y a une zone de réaction, caractérisée par une active production cellulaire, qui semble lutter contre l'envahissement microbien. Les éléments de cette zone de réaction ne lui semblent pas appartenir à la caduque, mais être des éléments exudés des globules blancs. (*fig.* 3).

En somme, suivant Bumm, l'action du microbe portant sur la muqueuse utérine la détruit, et, lorsque le mélange microbien de l'utérus infecté arrive au niveau de la zone de réaction, si le streptocoque en triomphe, il pénètre, s'infiltre dans le tissu utérin jusqu'au péritoine, tandis que, entraîné dans les lymphatiques, il va porter l'infection dans tout l'organisme[2].

Ces constatations sont très importantes, et l'interprétation fournie peut avoir comme conséquence de rendre irrationnelle toute intervention locale.

Si, en effet, la caduque est le lieu de la résistance locale

---

[1] Bumm, *Arch. f. Gyn.*, 1891, Bd XL, Hft 3, p. 398.

[2] Selon Bumm la muqueuse utérine agirait comme un filtre, vis-à-vis des microbes autres que le streptocoque, suivant l'opinion de Widal, mais seulement au point de vue de la pénétration du streptocoque dans les lymphatiques. Car, au point de vue de la pénétration exclusive de ce microbe dans les vaisseaux sanguins, l'action de la muqueuse ne saurait être invoquée, puisqu'elle manque au niveau des thrombus, qui sont en rapport direct avec la surface interne de la cavité utérine.

opposée par l'organisme contre l'envahissement microbien, l'action des antiseptiques énergiques, ou celle des lavages prolongés, si elle porte sur le microbe, porte aussi sur l'agent de résistance, sur la cellule, pour la modifier ou même en détruire la vitalité, et c'est pour cette dernière raison que M. Lucas Championnière s'est montré l'adversaire des grands lavages.

D'autre part, si les éléments de la caduque opposent de la résistance aux progrès de l'infection, il est irrationnel d'aller avec la curette la supprimer, l'enlever, en grande partie du

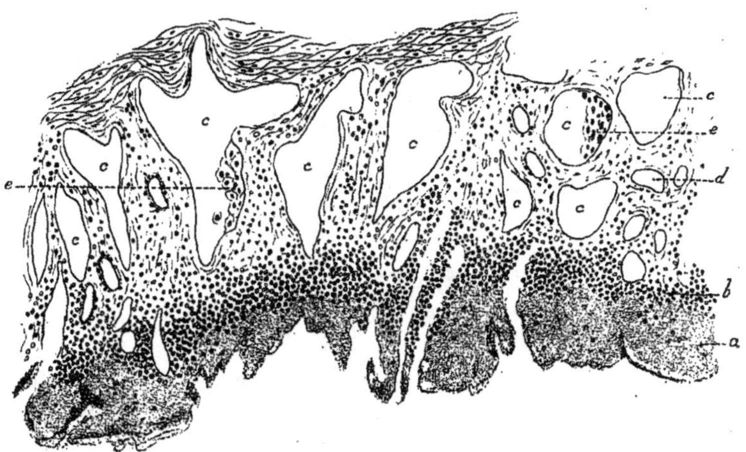

FIG. 3 (BUMM). — Muqueuse utérine infectée.

a, Couche nécrosée. — b, Zone de réaction avec de nombreux éléments cellulaires. — c, Glandes.
d, Coupe des vaisseaux sanguins. — e, Restes de l'épithélium glandulaire.

moins, tandis que ce curettage laissera toujours des microbes qui pulluleront et se reproduiront plus vite que les cellules destinées à réagir contre eux. Bien plus, la curette va inoculer, elle va pénétrer, chargée de microbes, dans les interstices conjonctifs, ouvrir les vaisseaux sanguins, ouvrir les vaisseaux lymphatiques, favoriser, en somme, la pénétration de l'agent infectieux. Cette inoculation est l'argument, en somme très rationnel, qu'ont donné les adversaires du curettage.

On ne peut reprocher à ces appréciations que de ne pas être d'accord avec les résultats cliniques obtenus par l'intervention locale, et nous pensons qu'il y a lieu d'interpréter autrement les constatations de Bumm.

La caduque est le siège, dans les derniers mois de la grossesse, de phénomènes de dégénérescence, qui favorisent l'élimination de la plus grande partie de cette caduque dans la délivrance, qui a d'autant plus de chances d'être complète, et d'entraîner plus de caduque, que l'accouchement se fait près du terme de la grossesse.

Cette dégénérescence, cette altération de la caduque mérite donc d'être considérée non pas comme un phénomène pathologique, résultat de l'action victorieuse des microbes, mais comme un phénomène physiologique, produit en dehors de l'infection. Cette dégénérescence de la muqueuse crée des conditions particulièrement favorables à l'infection, puisqu'elle ne peut, du moins par ses parties dégénérées, lui opposer de réaction, et c'est là, croyons-nous, qu'il faut chercher l'explication de la grande facilité de l'infection pendant le travail de l'accouchement, pendant les suites de couches, à terme ou près du terme, alors que la muqueuse est dégénérée.

Mais, ainsi que l'a démontré Léopold, rapidement cette caduque tombe, pour laisser à sa place une muqueuse nouvelle, qui prolifère rapidement, et forme une zone de réaction puissante aux infections secondaires, qu'il est si exceptionnel de rencontrer.

Avant que la caduque ait subi ces phénomènes physiologiques de dégénérescence, si la grossesse est interrompue, s'il y a avortement, la caduque non dégénérée, bien vivante, si l'œuf était vivant, reste attachée à la paroi utérine, continue à y vivre, défendant, pour ainsi dire, la pénétration de l'agent infectieux qui, s'il donne souvent lieu à des accidents locaux, chroniques, à la suite de l'avortement, donne exceptionnellement lieu à l'infection généralisée et aux accidents mortels, quand l'inoculation n'a pas été faite artificiellement d'une façon accidentelle ou criminelle. Sur les 44 avortements qui ont eu lieu dans le service, en 1894, nous n'avons pas eu à pratiquer de curettage[1].

Cette interprétation nous paraît donc d'accord avec la cli-

[1] Cette explication que nous donnons de la rareté de l'infection généralisée après l'avortement nous semble plus naturelle que la raison invoquée par Bumm, à savoir : le développement des vaisseaux sanguins et lymphatiques moins considérable dans les premiers que dans les derniers mois de la grossesse. Cette observation, toutefois, mérite aussi d'être prise en considération.

nique et l'anatomie pathologique, et elle nous conduit aux conclusions suivantes, à savoir :

Qu'il n'y a pas lieu de craindre d'atténuer la résistance locale de l'organisme, en agissant énergiquement contre le microbe dans la cavité utérine, dès les premières heures où sa présence est soupçonnée. L'action des antiseptiques et des lavages mérite d'être mesurée aux limites de l'intoxication générale, beaucoup plus qu'à la crainte de modifier localement une muqueuse déjà dégénérée et qu'il y a tout intérêt à enlever, à curetter avec les microbes qu'elle porte, lorsque le lavage aura été reconnu insuffisant.

En adoptant cette manière de voir, une objection subsistera pourtant : celle d'inoculer avec la curette, et de porter dans le courant lymphatique ou sanguin une certaine dose d'agent infectieux. A cette objection il n'y a rien à répondre, sinon que cette inoculation est bien probable, ainsi que semblent le prouver les frissons qui accompagnent si souvent le curettage. Mais, si les faits cliniques nous démontrent que cette inoculation est inévitable, ils nous démontrent aussi qu'elle est de peu d'importance, et qu'elle est préférable à l'inoculation lente et persistante. Cette objection tombera complètement devant l'atténuation incontestable de cette inoculation, si l'on a, avant tout curettage, procédé à des irrigations antiseptiques intermittentes ou continues.

Nous avons pu observer la topographie de l'infection sur la paroi utérine dans 2 cas où la mort s'est produite peu de temps après le curettage : deux heures et six heures après l'opération.

Nous laisserons ici de côté la question touchant la nature des microbes observés, qui sont des bâtonnets assez volumineux, mis en évidence par le procédé de Weigert. Nous ne nous occuperons que de la répartition de ces microbes sur les deux parois utérines, et sur les débris du raclage de l'un d'eux.

Les deux utérus sont représentés pages 48 et 49, figures 15 et 16. L'un appartenait à une femme ayant fait un avortement de trois mois, morte deux heures après le curettage, en 1893 : l'autre provient d'une femme accouchée à terme, curettée le deuxième jour des suites de couches, morte sept heures après le curettage, en 1894, probablement à la suite d'introduction d'air dans les veines. Son observation détaillée se trouve plus loin (3° partie, Observation I).

Les coupes d'utérus avant terme ont été prises dans la région marquée H, dans la figure 15. Elles intéressent toute l'épaisseur de la paroi.

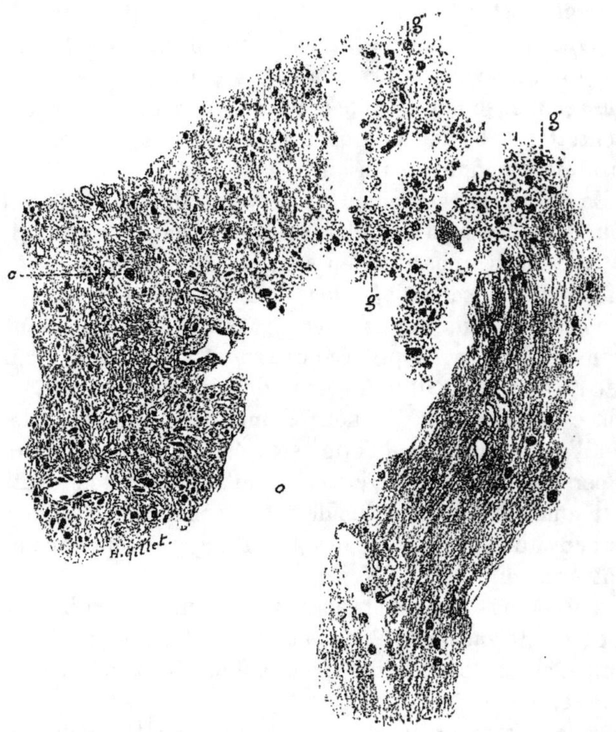

Fig. 4. — Utérus de femme morte deux heures après un curettage, infection consécutive à un avortement. L'utérus en entier est représenté figure 15, page 48.

La partie inférieure de la figure montre le bord libre de la muqueuse entamée par le curettage.
o, orifice d'un vaisseau lymphatique.
g, globules blancs.
c, cellules de la caduque.
On voit quelques rares bâtonnets colorés en bleu dans le tissu de la caduque, ils sont plus nombreux dans le lymphatique. Obj. 7, oc. 1 (Verick).

On trouve sur la surface interne des débris de la muqueuse présentant par place des bâtonnets. La figure 4 représente un point de cette muqueuse où l'on voit l'orifice d'un vaisseau lymphatique contenant des bâtonnets en plus grand nombre. Plus profondément, dans le tissu musculaire les lymphatiques sont gorgés, injectés, de ces bâtonnets. La figure 5 représente un point voisin de la surface péritonéale.

Les débris du curettage de cet utérus n'ont pas été examinés histologiquement, leur ensemencement avait fourni des bâtonnets et des streptocoques.

L'utérus à terme a été examiné sur des fragments aux points

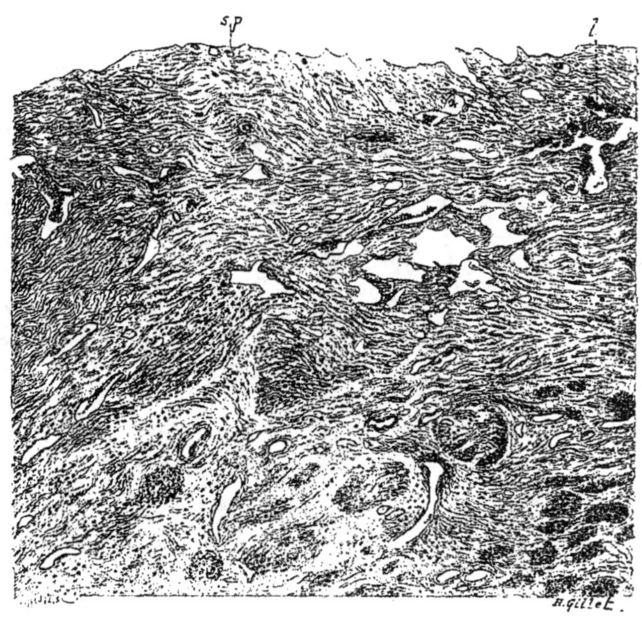

Fig. 5. — Partie externe de la coupe précédente montrant dans la partie supérieure de la figure la surface péritonéale de l'utérus. La préparation montre le tissu musculaire de l'utérus, des vaisseaux sanguins vides, et des vaisseaux lymphatiques injectés de bâtonnets, colorés en bleu.

sp, surface péritonéale. — *l*, lymphatique. Objectif 2, ocul. 1 (Verick).

marqués H, sur la figure 16, page 49. Les figures 6 et 7 représentent des coupes appartenant au fond de l'utérus.

On remarque les mêmes particularités que sur l'utérus précédent, avec cette différence que les restes de muqueuse laissés par le curettage contiennent encore moins de bâtonnets que sur l'autre utérus. Nous avons même tenu à faire dessiner une région, où l'on n'en observe aucun (*fig.* 6).

Les lymphatiques de la couche musculaire, au contraire, en

contiennent en assez grande quantité, et injectent les vaisseaux (*fig.* 7).

Si l'on compare la muqueuse qui reste sur la paroi utérine (*fig.* 6), où l'on ne rencontre que quelques rares foyers de microbes, avec ce que l'on observe sur les débris de muqueuse enlevée par le raclage (*fig.* 8), on comprend qu'il n'y a eu que des avantages à enlever ces débris farcis de microbes, que l'on

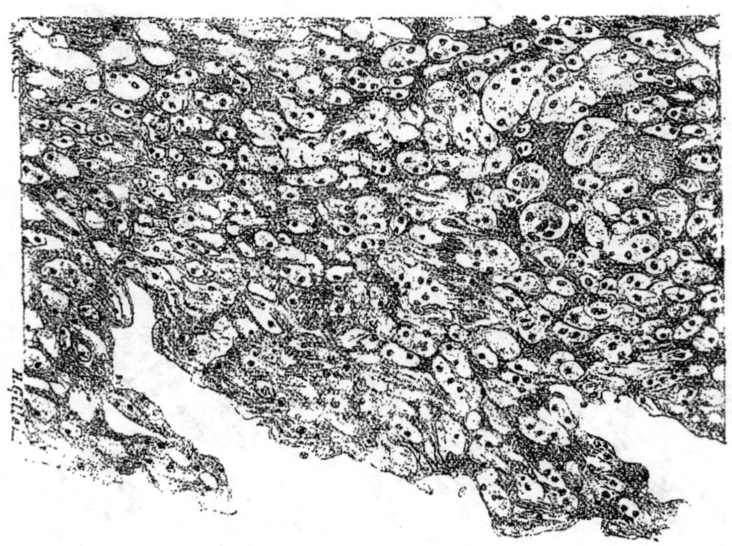

Fig. 6. — Utérus à terme d'une femme morte six heures après un curettage. La partie inférieure de la préparation marque le bord libre de la muqueuse. Ce point de la muqueuse ne présente pas de microbes, on en rencontre pourtant, mais en très petit nombre sur d'autres points. On peut reconnaître les grandes cellules de la caduque, qui sont en grand nombre atrophiées entourées par le tissu homogène intercellulaire. Obj. 7, ocul. 1 (Verick).

voit très nombreux en explorant les différents plans de la préparation. On comprend aussi que les microbes déjà absorbés et que l'on voit dans les lymphatiques (*fig.* 7), d'autant plus nombreux que ces vaisseaux s'éloignent de la muqueuse, ne peuvent être atteints par l'intervention, et peuvent provoquer les phénomènes de réaction, qui accompagnent assez souvent le curettage; leur présence peut expliquer aussi la chute progressive de la température, jusqu'à leur complète destruction.

Les cultures du contenu utérin ont révélé la présence de ces bâtonnets et de streptocoques, qu'on ne rencontre pas dans l'utérus, mais qui ont été rencontrés dans le foie et dans la rate.

Dans les deux observations il n'y avait pas de microbes dans les vaisseaux sanguins.

Ces deux observations montrent bien que l'action du curettage enlève une grande partie du foyer microbien qui s'étend à la

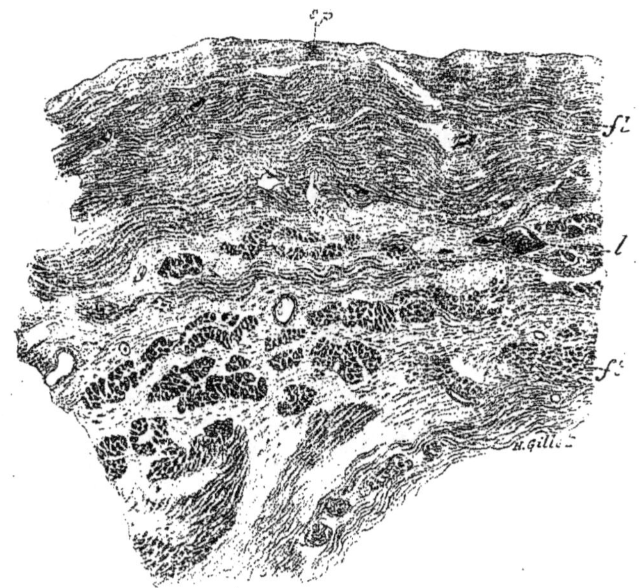

Fig. 7. — Partie externe de la coupe précédente, montrant le tissu musculaire et la surface péritonéale de l'utérus. Cette surface ne présente pas de microbes. Mais on constate un grand nombre de bâtonnets injectant les vaisseaux lymphatiques. On ne voit pas de microbes dans les vaisseaux sanguins. Objectif 2, ocul. 1 (Verick).

surface interne de l'utérus, et permet au pansement consécutif intra-utérin d'agir plus directement sur les parties infectées qui restent dans cette cavité.

Cette topographie de l'infection sur des utérus récemment curettés ne peut pas dépendre de phénomènes de putréfaction cadavérique, puisque les microorganismes ne siègent en grande quantité que dans les lymphatiques ; on en rencontre en petit nombre sur la surface interne curettée, et on n'en trouve pas du tout sur la surface péritonéale de l'utérus. Du reste les fragments de muqueuse enlevés par le raclage, recueillis pendant l'opération dans une solution antiseptique, ont passé de cette solution antiseptique dans l'alcool, et se sont trouvés, par conséquent, à l'abri de toute putréfaction.

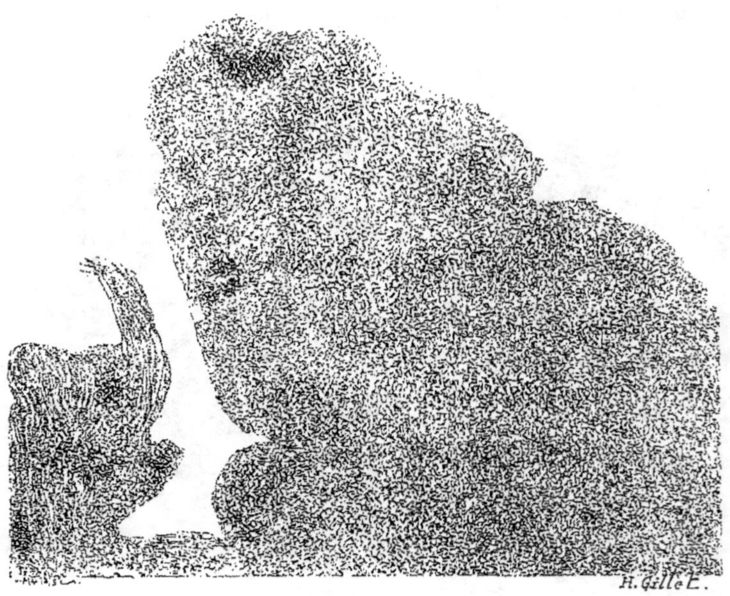

Fig. 8. — Coupe portant sur un des débris de muqueuse, recueillis après le raclage de l'utérus à terme, dont les coupes sont représentées figures 6 et 7.

Le bord supérieur de la préparation marque le bord libre de la muqueuse, celle-ci n'a pas été colorée, pour laisser plus évidents les nombreux bâtonnets qu'on y rencontre. Cette partie de la caduque appartient à ce que Bumm décrit sous le nom de couche nécrosée. Objectif 7, ocul. 1 (Verick).

Enfin, l'examen histologique de ces deux pièces permet d'observer l'infection dans une période précoce, où elle a encore peu été étudiée jusqu'ici.

En résumé, dans les premières heures de l'infection puerpérale, l'action locale a sa justification anatomique ; il nous reste à établir sa justification clinique.

CHAPITRE II

L'IRRIGATION INTRA-UTÉRINE

I

Aperçu historique. — L'irrigation intra-utérine a été employée soit d'une façon intermittente (injections intra-utérines), soit d'une façon continue (irrigation continue).

Irrigations intra-utérines intermittentes. — Sans vouloir en aucune façon traiter ici de l'historique de cette question, il est bon de faire remarquer une fois de plus, après beaucoup d'autres, que les injections intra-utérines, recommandées depuis fort longtemps, ne l'étaient pas en tant que traitement de l'infection puerpérale, ou tout au moins ne l'étaient que dans des cas particuliers, et toujours avec timidité et sans conviction. Si Recolin et Levret conseillent les injections intra-utérines, c'est pour enlever les portions d'arrière-faix ou de limon putride ; si Gensoul, Roche et Hervez de Chégoin se montrent partisans des injections intra-utérines, c'est dans la fièvre puerpérale à forme putride. Si, après Semmelweiss, Stoltz essaie, en 1856, les injections intra-utérines, et même imagine une sonde à double courant pour les pratiquer, il y renonce bientôt, le succès n'ayant pas répondu à ses espérances. Il était cependant dans la bonne voie, mais il avait employé un microbicide impuissant.

La conception de la nature et de la cause de la fièvre puerpérale qui régnait alors répudiait toute idée de traitement local. Ainsi, comme le dit fort justement M. Tarnier, « la pratique des injections intra-utérines ne se répandit pas, soit parce que la doctrine alors classique de l'essentialité de la fièvre puerpérale ne permettait pas de concevoir l'utilité de ce traitement local, soit parce qu'on ne pouvait se défendre d'une certaine. appréhension à la pensée de porter un remède dans la cavité même de l'utérus [1] ». Si les grands précurseurs, Semmelweiss et Tarnier, démontrèrent la contagiosité des infections puerpérales, il fallut les immortels travaux de Pasteur pour démasquer le fameux génie épidémique, pour renverser la conception classique, aussi vieille que fausse, et nous dévoiler, enfin, la cause, la nature et le traitement de l'infection puerpérale. Dès lors, l'innocuité de ce procédé de thérapeutique ayant été démontrée par de nombreux observateurs (Fontaine, Hervieux, Grünewaldt et Joanny Rendu), la cause des injections intra-utérines était gagnée. En quelques années leur usage se vulgarisa, et aujourd'hui l'on ne discute plus que sur les indications et la technique des injections intra-utérines envisagées comme traitement prophylactique ou curatif des infections puerpérales. Ce sont ces indications et cette technique que nous étudierons dans quelques instants.

Irrigation intra-utérine continue. — L'irrigation continue, ou la balnéation continue, est d'origine française. Mise à profit d'abord par les chirurgiens (Lombard, Larrey, etc.), la balnéation continue devint de l'irrigation continue entre les mains de Bérard et de Jarre. Dès 1835, ces deux auteurs avaient entrevu la possibilité de l'application de l'irrigation continue aux cavités naturelles. En 1870, Léon Le Fort proclame, devant l'Académie de Médecine, l'efficacité de la balnéation continue. En 1879, Verneuil propose le bain prolongé ou continu antiseptique dans tous les cas où le pansement de Lister ne peut être

---

[1] TARNIER, *De l'asepsie et de l'antisepsie en obstétrique*. Paris, 1894.

appliqué, comme dans les cavités naturelles, parmi lesquelles la vulve et le vagin. « L'immersion, dit-il, dans les liquides antiseptiques ne possède pas seulement des propriétés préventives, elle a le pouvoir peut-être encore plus précieux d'arrêter la septicémie à marche chronique, et même la forme aiguë de cette maladie. »

C'est à un Allemand, Schücking, assistant à la clinique de Halle en 1877, que revient l'honneur d'avoir appliqué le premier à l'obstétrique l'irrigation continue antiseptique. Von Winckel, Spiegelberg, Schrœder adoptent le procédé de Schücking en le modifiant plus ou moins. En quelques années, cette méthode rallie d'abord les suffrages d'un assez grand nombre d'accoucheurs, puis bientôt elle est abandonnée, attaquée même, surtout par ceux qui ne la connaissent pas, et ne rencontre plus que de rares partisans, parmi lesquels il faut citer en première ligne le professeur Sneguireff (de Moscou).

En 1885, après des expériences faites pendant un an sur l'action de l'eau chaude comme ocytocique, expériences qui avaient démontré l'innocuité des injections intra-utérines prolongées, les irrigations continues antiseptiques furent employées, à la Maternité de Lariboisière, dans tous les cas où, l'agent septique paraissant avoir pénétré plus ou moins profondément dans l'économie, une thérapeutique énergique et rapide devenait nécessaire (Pinard et Varnier)[1].

II

INJECTIONS INTRA-UTÉRINES

Indications. — L'injection intra-utérine dans le traitement de l'infection se trouve indiquée dans deux circonstances : 1° comme moyen préventif ; 2° comme moyen curatif.

A. Comme moyen préventif, l'injection intra-utérine ne mérite pas, selon nous, d'être pratiquée, après la délivrance, dans tous les accouchements. Elle doit être réservée :

1° Aux cas, où une intervention a nécessité l'introduction de

[1] De l'irrigation continue comme traitement prophylactique et curatif des infections puerpérales. *Annales de Gynécologie*, 1886.

la main ou des instruments dans la cavité utérine. La surface interne de l'utérus devient alors une surface opératoire, qu'il faut laver suivant les règles de l'antisepsie. Mais, si l'accouchement s'est effectué régulièrement, normalement, n'a été accompagné d'aucune intervention autre que le toucher vaginal, alors que les chances de contamination ne siègent pas plus haut que le vagin et le segment inférieur, l'injection vaginale abondante, soigneusement faite, avec rinçage du vagin, s'est toujours montrée suffisante. Une de ces injections vaginales est faite après l'accouchement, une autre est pratiquée après la délivrance, — et c'est tout. Nous ne faisons plus d'injections vaginales pendant les suites de couches, à moins que l'état du vagin ne l'exige ; en dehors de ces cas, il est fait des toilettes vulvaires dans les jours qui suivent l'accouchement[1].

Les injections intra-utérines à titre préventif sont pratiquées immédiatement après la délivrance ;

2° Chez les femmes arrivant avec une dilatation avancée, et n'ayant pas subi de soins antiseptiques, dès le début du travail ;

3° Chez les femmes ayant eu une rupture prématurée ou précoce des membranes ;

4° Chez les femmes ayant eu une longue période de travail ;

5° Chez les femmes accouchant de fœtus morts ;

6° Chez les femmes ayant eu une délivrance incomplète avec rétention des membranes ;

7° Chez les femmes qui avortent.

B. Comme moyen curatif, les injections intra-utérines sont pratiquées à la clinique Baudelocque, à la première élévation de température, que celle-ci se produise le deuxième ou le troisième jour. Cette injection intra-utérine est une injection prolongée, c'est-à-dire qu'on fait passer 10 à 12 litres de liquide antiseptique.

Si le résultat de l'injection est bon, la température suivante normale, on s'en tient à cette première et seule injection. Quand il se produit une nouvelle élévation de température, on agit d'une façon différente, suivant le degré d'élévation de cette température. Si le thermomètre ne marque pas au-dessus de 38, on pratique une nouvelle injection ; mais, si la température est au-dessus de 38, avec pouls à 120 pulsations environ, on pratique

---

[1] Voir SÉBILLEAU, *Inutilité des injections vaginales pendant les suites de couches.* Thèse Paris, 1895.

le curettage, quand le troisième jour est accompli (nous verrons
plus loin les motifs de ce délai). Mais si le troisième jour n'est
pas accompli, on soumet la femme à l'irrigation continue, en
attendant la fin de ce troisième jour, on pratique alors le
curettage, lorsque la température est encore élevée.

Manuel opératoire. — L'injection intra-utérine est une manœuvre assez difficile à exécuter pour des mains inexpérimen-
tées ; elle est presque impossible pour qui ne connaît pas les
particularités que présente l'utérus après l'accouchement. Il
n'est donc pas inutile de les rappeler d'abord en quelques mots.

Au point de vue clinique, quand on palpe l'utérus pendant
les premiers jours des suites de couches, on constate qu'il
est dur et volumineux. En pratiquant le toucher, on perçoit
dans le vagin un col largement ouvert et déchiré, formé de
tissus mous, amincis, flottants ; si l'on fait pénétrer le doigt
dans ce large orifice, on parvient, mais assez profondément,
à avoir une sensation de résistance, limitant une cavité dont
l'orifice d'entrée est l'orifice du col. En continuant à explorer
avec le doigt cette partie dure, résistante, on trouve sur un
point de sa surface une portion dépressible, où le doigt peut
s'enfoncer comme en luttant contre la résistance d'un sphincter.

Quelle est l'explication anatomique de ces différents signes ?

Après l'accouchement et la délivrance, l'utérus vide se
rétracte, revient sur lui-même, formant cette tumeur dure et
résistante, sentie par le palper ; mais il ne faut pas oublier que
cette rétraction, cet épaississement de la paroi, ne porte pas
sur toute l'étendue de cet organe ; elle ne porte que sur les
deux tiers supérieurs. Le segment inférieur et le col sont
amincis, non rétractés, flottant dans le vagin. Il est facile
de ne conduire la canule que dans cette partie. Mais, comme
l'injection doit aussi porter le lavage dans les deux tiers supérieurs de l'utérus, cela ne sera possible que si un doigt s'efforce
de vaincre la résistance de ce véritable sphincter, pour y
glisser doucement la sonde, qui semble aspirée.

Les choses se passeraient telles que nous venons de le dire,
si l'utérus était situé dans le prolongement du vagin, mais il
n'en est pas ainsi. Le vagin et le corps de l'utérus forment
entre eux un angle ouvert en avant, l'utérus est antéfléchi

(*fig.* 9). Si bien que la sonde, qui, primitivement a suivi la direction du vagin, doit subir un mouvement d'abaissement de son manche et un mouvement d'élévation de son bec, lorsque, introduite dans le sphincter, elle doit être glissée dans

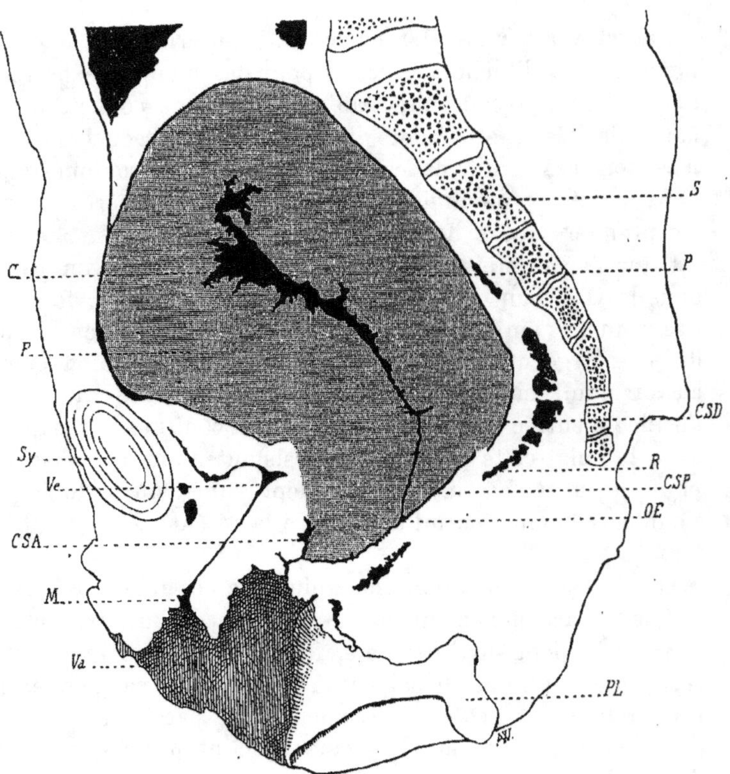

Fig. 9 (Barbour). — Coupe médiane antéropostérieure de la partie inférieure du tronc chez une primipare à terme, morte cinq jours et demi après la délivrance (figure réduite au 1/3).

S, sacrum. — P, P, paroi utérine. — CSD, cul-de-sac de Douglas. — R, rectum. — CSD, cul-de-sac postérieur du vagin. — OE, orifice externe du col. — PL, petite lèvre, renversée pour découvrir le vagin. — VA, vagin. — M, méat. — CSA, Cul-de-sac antérieur du vagin. — VE, vessie. — Sy, symphyse pubienne. — C, cavité utérine.

la cavité des segments supérieurs de l'utérus. A ce moment, l'extrémité extérieure de la sonde appuie sur le périnée et se trouve au voisinage de l'anus.

Tout ce qui vient d'être dit peut se suivre facilement sur les

figures 10, 11 et 12 empruntées à Varnier[1], et sur la figure 9
d'après Barbour.

Si nous avons un peu insisté sur ce manuel opératoire
souvent décrit, c'est pour répondre à notre programme, d'indiquer comment les différents procédés dont nous parlons sont
mis en pratique par nous. Aussi, au point de vue instrumental, n'entrerons-nous pas dans la description de toutes les
sondes intra-utérines imaginées; nous ne parlerons que de
celle dont nous nous servons et qui répond à toutes les indica-

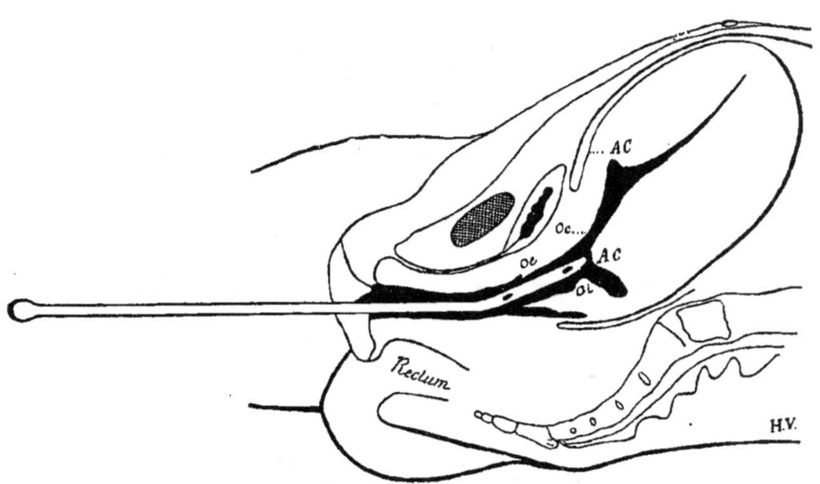

FIG. 10 (VARNIER). — Injection dans le col.
oe, orifice externe. — oi, oe, orifice interne. — AC, anneau de contraction.

tions. C'est la sonde de Tarnier, plate, ayant 28 centimètres de
long (*fig.* 13). Cette sonde se fait en verre et en métal. Le
modèle en verre est suffisant pour les injections intra-utérines,
le modèle en métal est destiné à l'irrigation continue. Cette
sonde répond à la condition indispensable pour toute sonde
devant pénétrer dans l'utérus *post partum :* elle est longue, et
suffisamment longue pour atteindre le fond de la cavité utérine.
Elle n'est pas à double courant, mais cela est inutile, étant donné
que le liquide retourne très bien en suivant les parois de la sonde.

[1] VARNIER, Du col et du segment inférieur de l'utérus à la fin de la grossesse,
pendant et après le travail de l'accouchement. *Annales de Gynécologie*, 1887,
t. XVIII, p. 40.

L'injection intra-utérine, quand on s'est exercé à la pratiquer, et que l'on tient compte de tous les détails du manuel

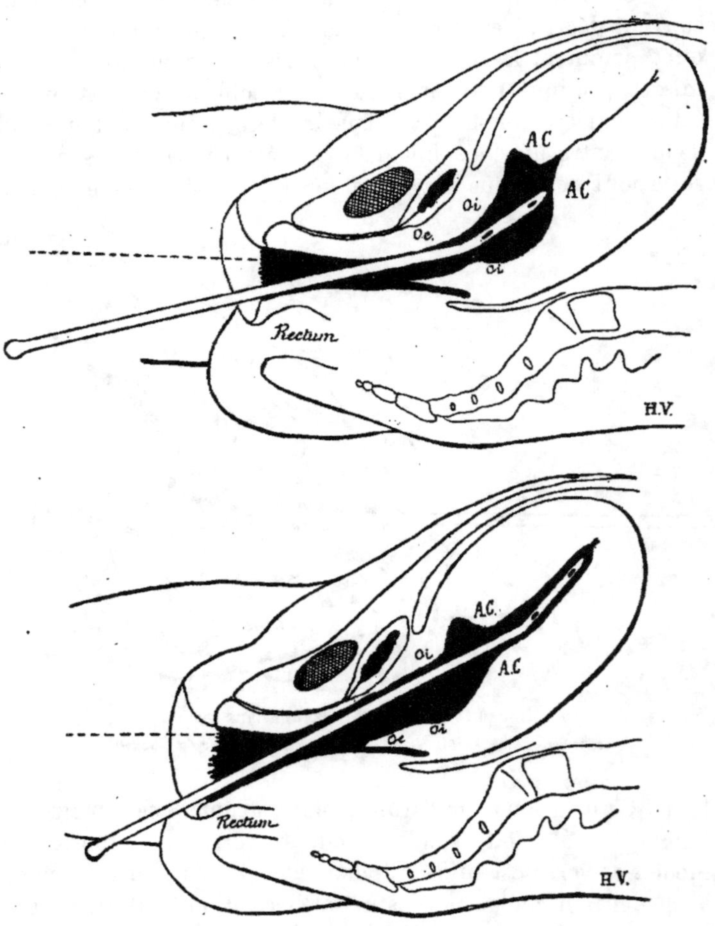

Fig. 11 et 12 (Varnier).

Oe, orifice externe. — oi, orifice interne. — AC, anneau de contraction.
La ligne pointillée indique la situation de l'extrémité de la sonde au début de l'opération.
Ces deux figures montrent l'une : l'injection dans le col et le segment inférieur ; l'autre : l'injection
intra-utérine.

opératoire, devient une opération facile, et dans nombre de cas
constitue un traitement suffisant. Quelques heures après l'injection, la température baisse, le pouls est moins fréquent, la malade

se calme, et progressivement, ou bien même brusquement, les symptômes de l'infection disparaissent pour ne plus revenir.

Accidents. — Il est bon toutefois de connaître certains accidents qui se produisent rarement, mais qui peuvent arriver quand on pratique une injection intra-utérine. Pendant qu'on fait l'injection, souvent quand on la commence, on voit la femme pâlir, son pouls faiblir ; elle dit qu'elle meurt, elle perd connaissance, puis elle est prise de mouvements convulsifs de la face et des membres. Ces phénomènes peuvent aller en s'accentuant jusqu'à la mort. Fort heureusement ces cas sont extrêmement rares. Le plus souvent, si dès la première alerte on a retiré la canule, arrêté l'injection, on parvient assez vite à ranimer la femme en la frictionnant, lui pratiquant des injections d'éther ; la connaissance revient, le pouls remonte, le facies reprend sa coloration, et tout rentre dans l'ordre après ces symptômes très effrayants.

Quelle est la pathogénie de ces accidents ? On a invoqué plusieurs ordres de causes :

1° Pénétration du liquide dans le péritoine par les trompes ;

2° Pénétration du liquide dans le sang par les sinus veineux ;

3° Introduction d'air dans les sinus veineux ;

4° Phénomènes d'inhibition ;

5° Perforation de l'utérus.

1° *La pénétration du liquide dans le péritoine par les trompes*, si elle peut se produire, doit être du moins tout à fait exceptionnelle. Car, dans les différentes observations de mort à la suite d'injections intra-utérines, on ne trouve pas d'autopsie, où l'on ait constaté le passage du liquide dans le péritoine.

D'après les expériences de Vidal de Cassis, il faudrait une pression assez vigoureuse pour que l'injection puisse

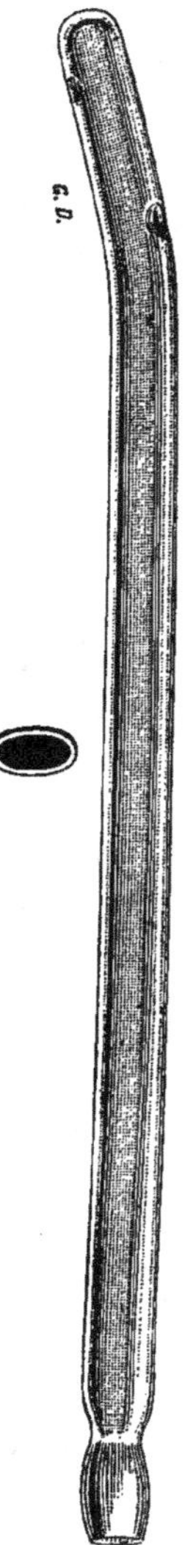

Fig. 13. — Sonde intra-utérine de Tarnier.

passer dans le péritoine, et encore après ligature du col sur la
canule. Toutefois, d'après cet auteur, les trompes peuvent offrir
des perméabilités très différentes. Sans entrer dans le détail des
expériences entreprises par d'autres auteurs, Hourman, Hyer-
naux, Fontaine, Delore, dont on trouvera l'analyse dans la
thèse de Silvestre (Paris, 1892), on peut conclure de ces différentes recherches que cette pénétration est possible dans des
conditions indéterminées de perméabilité des trompes, et encore
celle-ci n'a été constatée que dans des expériences, s'éloignant
assez de la pratique de l'injection, à savoir : ligature du co
sur la sonde, et pressions considérables, tantôt non mesurées,
tantôt évaluées à une colonne d'eau de 2 mètres de hauteur.
Il ne reste donc qu'à compter avec une perméabilité anormale des

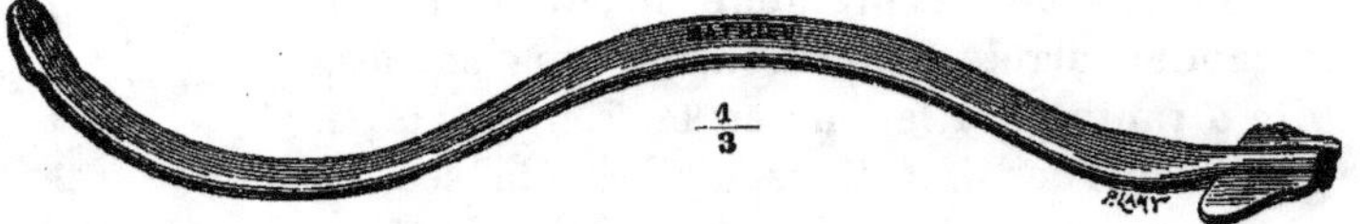

FIG. 14. — Sonde intra-utérine de Pinard.

trompes. Parmi ces différents expérimentateurs, Fontaine, en
particulier, avait remarqué que, si sous de fortes pressions
le liquide pénétrait dans les trompes d'une façon inconstante,
on pouvait voir sous une pression plus faible le liquide pénétrer dans les sinus veineux.

2° *La pénétration accidentelle du liquide de l'injection dans
les sinus veineux* n'est pas douteuse, mais la démonstration
en est faite beaucoup plus par l'observation clinique que par
les constatations expérimentales. A ce dernier point de vue,
Fontaine avait vu, dans une de ses expériences sur un utérus de
femme morte six jours après l'accouchement, que le liquide,
qui, sous la pression d'une colonne d'eau de 2 mètres de hauteur, n'avait pas pénétré dans les trompes, avait pénétré dans
les sinus veineux. Les expériences faites dans le service de
M. le professeur Tarnier par Tissier, et communiquées à la
Société obstétricale de France (séance du 23 avril 1892) sont
venues démontrer qu'une pression très légère suffisait pour
produire cette pénétration, qui a pu s'effectuer en élevant le bock

injecteur à 40 centimètres au-dessus du bassin du cadavre. Mais ces différents résultats ne sont obtenus que si le col est ligaturé sur la sonde. Or, ce ne sont pas là les conditions de la pratique. Sur le vivant, le col et l'utérus sont béants, mais le corps de l'utérus peut subir pendant l'injection des contractions assez énergiques, pour que le retour du liquide soit momentanément arrêté, et pour que l'on sente la sonde, jusque-là mobile, fixée, pincée par la contraction. Cette contraction ne peut pas jouer le rôle de la ligature sur le col, pratiquée expérimentalement, puisqu'elle s'étend à toute l'étendue du corps de l'utérus, et obture temporairement les orifices de la sonde, tout en fermant les vaisseaux utérins, ainsi que cela a été remarqué lors de la communication de Tissier. Si la pénétration du liquide se produit, il est plus rationnel de croire qu'elle s'effectue après la contraction, au moment où l'utérus se relâche, ou les sinus redeviennent béants, alors que l'on voit un peu de sang s'écouler le long de la sonde. Mais alors, nous ne sommes plus dans les conditions créées par les expérimentateurs, qui ont fermé la voie de retour par la ligature du col. De plus, sur le cadavre, l'utérus a perdu sa tonicité et s'offre dans des conditions différentes.

Au point de vue clinique, la pénétration du liquide de l'injection dans le sang est plus facile à démontrer par la sensation de goût métallique, éprouvée par la femme et par le passage rapide de la substance antiseptique dans les urines.

En résumé, si la pénétration accidentelle du liquide de l'injection dans les veines est un fait démontré, nous ne connaissons pas les circonstances exactes qui entraînent cet accident. Toutefois, il est bon de retenir qu'il coïncide le plus souvent avec une contraction utérine, ou plutôt avec la période qui suit la contraction utérine, et que la pression excessive du liquide peut, à ce moment, être une circonstance favorable à sa production. Aussi est-il prudent de surveiller très attentivement la femme qui subit une injection intra-utérine, regarder son visage, l'interroger sur ce qu'elle éprouve, et surtout dès que l'on sent la sonde fixée, immobilisée par une contraction, suspendre l'injection, en faisant abaisser le bock, non seulement pendant tout le temps que dure la contraction, mais aussi dans le moment qui suit la contraction. L'injection est reprise prudemment en élevant de nouveau le bock, qui ne doit se trouver, comme nous l'avons indiqué plus haut, qu'à 25 centimètres au-dessus du plan où se fait l'injection. Cette manœuvre est très simple à exécuter pendant une injection intra-utérine, et n'exige que de l'attention de la part de l'opérateur. Dans l'irrigation continue, elle ne serait pas praticable, étant donnée la fréquence de ces contractions, et la longue durée de l'irrigation, mais, dans ce cas, la pénétration du liquide, constante, ainsi qu'en témoigne l'état des urines, ne présente aucun danger, étant donné le faible titre des solutions antiseptiques, auxquelles on a recours.

La pénétration du liquide de l'injection dans les sinus veineux paraît se produire, de préférence, dans une circonstance spéciale : dans les cas où l'utérus a contenu un œuf putréfié, ou des gaz septiques. La fibre musculaire semble stupéfiée, l'organe est atone, et il est fréquent alors de voir l'injection intra-utérine s'accompagner d'accidents. Quand on connaît cette circonstance, il est facile de prendre la précaution de pratiquer la première injection intra-utérine avec un antiseptique très faible, ou même avec de l'eau bouillie, jusqu'à ce que cet état spécial se soit dissipé, et que l'on puisse sans danger pratiquer une injection intra-utérine, lorsque, quelques heures après, ainsi qu'on l'observe le plus souvent, l'utérus aura repris sa tonicité.

3° *Introduction d'air dans les sinus veineux.* — M. Hervieux, dans son *Traité clinique et pratique des maladies puerpérales*, étudie longuement cette question, à propos de l'observation d'une femme morte dans son service pendant les suites de couches, peu d'instants après une injection intra-utérine. On trouva à l'autopsie des gaz dans le cœur, dans la veine cave, à partir de la naissance des iliaques primitives. Nous suivrons cet auteur dans l'analyse des faits réunis concernant cet accident.

Dans une séance de l'Académie de Médecine du 28 mai 1839, Amussat ayant communiqué deux cas d'introduction d'air dans les veines par des plaies du cou, Baudelocque dit avoir trouvé sur deux femmes mortes d'hémorragie après l'accouchement, et qui furent autopsiées cinq ou six heures après la mort, une certaine quantité de gaz dans le cœur et les principaux vaisseaux du cou.

Depuis cette première observation de Baudelocque, un grand nombre de faits semblables ont été publiés concernant :

1° Des femmes enceintes, à propos de manœuvres en vue de provoquer l'accouchement ;

2° Des femmes en travail, pendant une intervention ou en dehors d'interventions ; ou présentant des hémorragies ;

3° Des femmes pendant les suites de couches, soit pendant une intervention intra-utérine ou seulement *vaginale*, soit même en dehors de toute intervention.

En présence des circonstances multiples dans lesquelles se produit cet accident, M. Hervieux examine quelles peuvent être ses causes.

Les gaz contenus dans le système circulatoire sont-ils des gaz de la putréfaction, suivant l'opinion de Moreau. Cela paraît peu acceptable, étant donnés les cas où ils ont été rencontrés, alors que l'autopsie était pratiquée d'une façon précoce (Baudelocque, Olshausen) et que ces gaz se trouvent le plus souvent localisés dans la veine cave, les veines utéro-ovariennes, 'le cœur, à l'exclusion des autres parties du système veineux.

Si ces gaz ne sont pas des productions cadavériques, il reste à se demander s'ils se développent spontanément dans le sang pendant la vie, ou s'ils viennent du dehors.

M. Hervieux se rattache à l'opinion de Durand Fardel, qui est une simple théorie, sans démonstration physiologique, et admet la possibilité d'une exhalation spontanée de gaz dans le sang, chez les femmes ayant subi des hémorragies, dont le sang « appauvri au double point de vue de la qualité et de la quantité deviendrait le théâtre de quelque grave perturbation qui favorise le dégagement des gaz combinés avec le liquide nourricier ». M. Hervieux est entraîné vers cette explication, en partie par exclusion, et aussi parce que l'analyse des gaz trouvés dans son observation présentait plus d'identité avec la composition des gaz du sang qu'avec celle de l'air. Les gaz recueillis par M. Hervieux avaient la composition suivante : oxygène, 7 ; acide carbonique, 11 ; azote, 82.

En somme, cette observation avec analyse des gaz est unique, et il est bon de remarquer que leur composition est aussi celle des gaz de l'air, la proportion des éléments y est modifiée, mais il est possible aussi d'admettre une modification subie par l'air atmosphérique contenu dans le sang.

La plupart des auteurs considèrent ces gaz comme venus de l'air extérieur. Pour les uns cet air peut pénétrer par la voie pulmonaire à la suite de la rupture d'une vésicule (Méry, Malgaigne), pour les autres il pénétrerait par la voie utérine (Legallois père et fils, Bessems, Amussat, Bérolle).

A l'appui de cette manière de voir, il y a les faits dans lesquels on a constaté la présence de gaz dans les sinus de l'utérus, et dans les veines utéro-ovariennes. En dehors de ces faits, les expériences sont trop peu nombreuses pour appuyer des conclusions fermes.

En résumé, il est bon de connaître cet accident redoutable, sur la nature duquel nous ne sommes pas fixés, ni sur les circonstances exactes dans lesquelles il se produit. Mais il est bien vraisemblable d'admettre qu'il s'agit d'une pénétration d'air se faisant par les sinus utérins. Nous ne devons pas oublier non plus que cet accident est extrêmement rare et que, s'il s'est produit un certain nombre de fois au moment d'une injection ou d'une intervention intra-utérine, il a été observé souvent en dehors de toute intervention. Aussi, en prévision de cet accident, il serait irrationnel de rejeter la pratique des interventions intra-utérines dans l'infection puerpérale. On doit seulement prendre toutes les précautions pour éviter l'introduction de l'air dans la cavité utérine, en purgeant soigneusement la canule de l'air qu'elle contient, et en s'abstenant de dilater en écartant les deux lèvres du col, au moment du curettage, comme nous l'avons fait dans notre observation de mort subite, quelques heures après cette opération (V. Observation I, 3ᵉ partie).

4° *Phénomènes d'inhibition.* — Il est enfin une série de cas où, à la suite d'intervention intra-utérine, vaginale, ou même en dehors de toute intervention, la mort subite de la femme enceinte, en couches, se produit sans qu'on trouve à l'autopsie la moindre lésion pouvant l'expliquer. Un certain nombre de faits ont été réunis par Bonvallot dans sa thèse (Paris, 1892). Cet accident est observé quelquefois à la suite d'injections intra-utérines (Bruntzel, Bonvallot, Tarnier, Bar), mais le plus souvent en dehors de cette intervention, soit à propos de manœuvres abortives, soit pendant une version, une injection vaginale ou un simple toucher vaginal, Bonvallot propose pour l'explication de ces faits de voir là, suivant la théorie de Brown Séquard, démontrée dans d'autres circonstances, des phénomènes d'inhibition ayant pour point de départ l'utérus.

En somme, il s'agit encore ici d'accidents exceptionnels, survenant aussi bien à propos qu'en dehors d'une intervention intra-utérine, qu'ils ne sauraient commander de rejeter.

5° *Perforation de l'utérus avec la sonde.* — Cet accident est aussi exceptionnel ; la sonde conduite délicatement, sans force, ne saurait pénétrer dans le tissu utérin ; il suffit, pour s'en convaincre, de regarder l'aspect de l'utérus *post partum* de la figure 9 ; les accidents de ce genre doivent tenir plutôt à l'inexpérience de l'opérateur, lorsque tout est normal. Mais il reste à compter, au point de vue de cet accident, avec deux catégories de cas : d'abord ceux où l'utérus, ayant contenu des produits septiques, présente cette mollesse et cette atonie dont il a été question plus haut. Dans ces cas, la canule doit être introduite, maniée, et maintenue avec la plus grande prudence, retirée en cas de toux, d'efforts de vomissements, ou d'agitation.

A côté de ces circonstances, la sonde peut être dirigée en dehors de la cavité utérine en cas de rupture du col et du segment intérieur. Mais l'accident doit être reconnu aussitôt. Car, ou bien la sonde est dans l'utérus flasque et on la sent très bien par la main appliquée sur le ventre, ou bien elle est dans l'utérus contracté, solidement maintenue. Si la sonde se trouve libre, alors que l'utérus est contracté, et que le liquide ne revient pas, il faut la retirer immédiatement.

En résumé, nous avons insisté assez longuement sur les accidents qui peuvent se montrer à propos des injections intrautérines, parce qu'ils concernent aussi bien les autres interventions, dont il nous reste à nous occuper : l'irrigation continue et le curettage. Nous devons retenir de la connaissance de ces accidents, qu'il faut agir avec une grande douceur dans les manœuvres d'introduction d'instruments ou de liquides dans la cavité utérine, qu'il faut surveiller attentivement l'état général de la femme pendant l'opération, et que ces accidents, dans les conditions que nous indiquons, sont d'une telle rareté, qu'on serait inexcusable de rejeter des interventions dont l'efficacité est incontestable.

III

L'IRRIGATION CONTINUE

Objections faites à cette méthode. — Quand l'irrigation fut instituée comme méthode thérapeutique de l'infection puerpérale à la Maternité de Lariboisière, la mortalité par septicémie, jusque-là au-dessus de 1 0/0, tomba brusquement, dans l'année 1887 à 0 0/0. On aurait pù croire à ce moment que l'on possédait enfin le moyen de lutter sûrement contre l'infection, et les observations, publiées à cette époque, montrent que, parmi les cas traités, on avait rencontré les formes même les plus graves de l'infection. La valeur de ce procédé thérapeutique ne peut plus être contestée aujourd'hui, puisque, pendant plusieurs années, il a permis d'atteindre, dans le service de Lariboisière et de la clinique Baudelocque, un chiffre de mortalité par septicémie très inférieur à celui qu'on obtenait dans la période où l'on ne recourait pas encore à l'irrigation continue. Mais, après les beaux résultats de 1887, si la mortalité par septicémie a été peu élevée, elle n'a pas disparu complètement. Il y avait donc à chercher encore, si l'on ne pouvait pas obtenir mieux.

L'irrigation continue avait été, dès le début, le sujet de deux objections.

La première, c'est que l'irrigation continue était un procédé difficile à mettre en œuvre, non seulement en ville, mais même dans une Maternité, à cause de la surveillance très grande dont la femme soumise à l'irrigation doit être l'objet. Cette objection, tout en méritant considération, n'avait pas une valeur absolue, et il n'est pas, on peut le croire, de praticien ou de chef de service, qui aurait eu la conscience tranquille, si, pour s'économiser une peine et des difficultés matérielles, il avait refusé, uniquement pour cette raison, de faire profiter les femmes soumises à ses soins des bénéfices d'une méthode de traitement, qui avait permis de guérir toutes les femmes infectées pendant un an dans un grand service d'accouchement.

Aussi, malgré l'évidence des résultats cliniques, on fit à l'irrigation continue une objection théorique, celle de n'être qu'un lavage, incapable d'enlever, d'entraîner toutes les parties infectées de la cavité utérine.

A ce reproche on ne pouvait répondre que par les bons résultats, et si la mortalité par septicémie s'était maintenue à 0 0/0, l'irrigation continue n'aurait été passible d'aucune objection. Mais, il faut le reconnaître, si la mortalité par septicémie avait baissé, et baissé considérablement par l'emploi méthodique de l'irrigation continue, elle n'avait pas disparu, et il restait des cas où l'irrigation continue retardait peut-être, mais n'empêchait pas la mort.

Parallèle entre le curettage et l'irrigation continue. — A n'envisager que le procédé thérapeutique, en dehors de la méthode qui doit présider à son application, le curettage, opposé à l'irrigation continue, était passible de la deuxième objection seulement : c'est-à-dire moyen de nettoyage imparfait. Car pour la première objection, à savoir : difficulté d'exécution, le curettage est une opération simple, facile à pratiquer, même dans les plus mauvaises conditions. Pour la deuxième objection : action incomplète, nettoyage imparfait, le curettage en était et en est encore à l'heure actuelle passible. Il enlève, mieux que l'irrigation, les portions infectées de la cavité utérine ; mais, cela est indiscutable, il ne les enlève pas toutes. Et, en somme, à l'heure où l'on opposait le curettage à l'irrigation continue, les faits qui servaient à défendre le premier étaient des faits épars, plutôt qu'une statistique expliquée, détaillée, dont les résultats auraient pu être mis en parallèle avec les statistiques montrant les avantages de l'irrigation continue.

Que le curettage ou l'irrigation continue soient les procédés extrêmes de la thérapeutique de l'infection utérine, ces deux procédés, il faut le reconnaître, sont imparfaits dans leur action (*fig.* 15 et 16).

Combinaison des deux procédés : irrigation continue et curettage. — C'est devant cette imperfection que nous avons été conduit à nous demander s'il ne serait pas bon, alors que l'irrigation continue s'est montrée inefficace, de la parfaire par le curettage.

A. L'irrigation continue avant le curettage. — Le curettage, en effet, jusqu'à preuve du contraire, nous paraît dangereux avant le troisième jour après l'accouchement. N'avons-nous pas, si l'infection n'a pas cédé à l'injection intra-utérine, un moyen qui a fait des preuves : l'irrigation continue, en attendant le délai dans lequel nous pourrons pratiquer le curettage, sans hésiter, sans grands dangers. Un certain nombre d'infections auront cédé à cette irrigation continue, et l'avantage ne sera pas alors d'avoir fait de l'irrigation continue plutôt qu'un curettage, mais

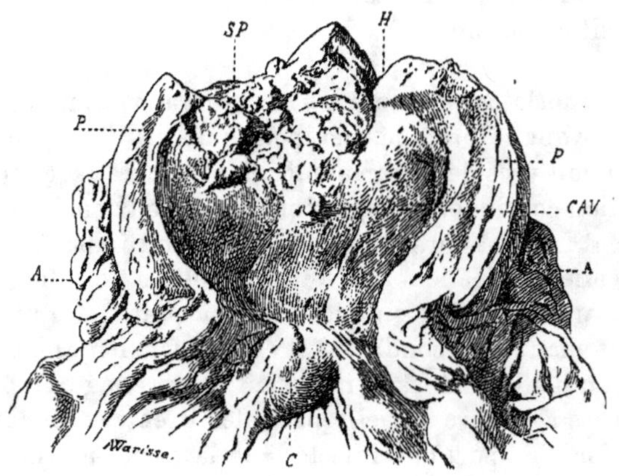

Fig. 15. — Utérus d'une femme morte après un avortement de trois mois, en 1893. Dessin d'après nature. Réduction aux 2/3.

L'examen histologique de cet utérus a été donné au chapitre I, figures 5 et 6.

On peut voir sur cet utérus, qui a subi un curage digital et un curettage, de nombreux débris restés dans sa cavité. On peut noter aussi l'épaisseur des parois qui mesurent 1 centimètre et demi.

H, Portions enlevées pour l'examen histologique.

P, Paroi utérine.

CAV, Cavité utérine.

C, Col.

SP, Surface placentaire.

A, Annexes.

l'avantage sera d'avoir attaqué l'infection plus tôt, à la première heure, disons même plus, à prévenir ses effets, à l'attaquer dans les heures qui suivent l'accouchement.

L'irrigation continue, comme moyen d'attente d'une intervention plus complète, nous paraît encore présenter l'avantage d'atténuer tout au moins l'infection intra-utérine, ce qui mérite considération, tant au point de vue des inoculations que produira forcément la curette, qu'au point de vue de la prophylaxie des phlegmons et même des accidents mortels

survenus chez les opérateurs, qui se sont inoculés accidentel-
lement.

Telles sont les conditions dans lesquelles nous avons employé
l'irrigation continue en 1894.

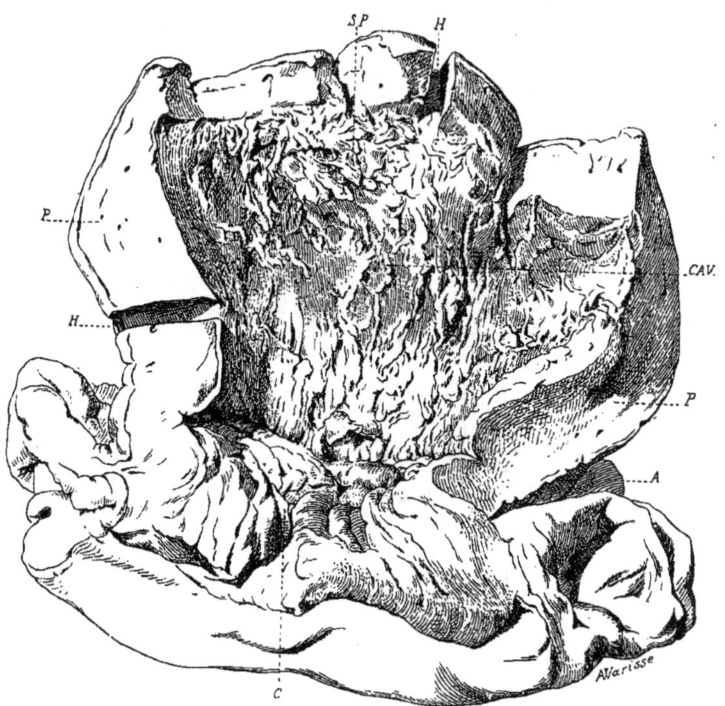

Fig. 16. — Utérus d'une femme morte six heures après un curettage en 1894, le
deuxième jour de ses suites de couches. Dessin d'après nature, réduction aux
2/3. Voir 3ᵉ partie, observation I.

L'examen histologique de cet utérus a été donné au chapitre ɪ, figures 7, 8 et 9. Il est intéressant
de noter la quantité de débris qui peuvent rester dans une cavité utérine soigneusement curettée, et
l'épaisseur des parois, qui mesurent, suivant les points, 21, 33 ou 37 millimètres.

H, Portions enlevées pour l'examen histologique.

CAV, Cavité utérine. — P, Paroi utérine. — A, Annexes. — SP, Surface placentaire.

B. L'irrigation continue après le curettage. — Le principal
reproche adressé à l'irrigation continue est de n'enlever que
bien peu des portions infectées dans la cavité utérine. Or, après
l'action de la curette, l'irrigation continue ne présente plus ces
désidérata, elle agit sur le foyer d'infection, et elle agit aussi
sur l'organisme entier envahi par l'infection. L'abaissement de

4

la température, le passage des substances antiseptiques dans les urines sont la preuve de cette action générale.

L'irrigation continue après le curettage a été pratiquée pour la première fois par Hartmann en 1891 [1]. L'observation mérite d'être rappelée.

Il s'agit d'une femme de vingt-deux ans entrée le 5 août 1890 dans le service de M. Terrier à l'hôpital Bichat, ayant avorté deux jours auparavant ; avortement sur lequel on est peu renseigné, grossesse d'environ deux mois et demi, trois mois. Le lendemain de son entrée, elle a 40°, le soir du 6 août.

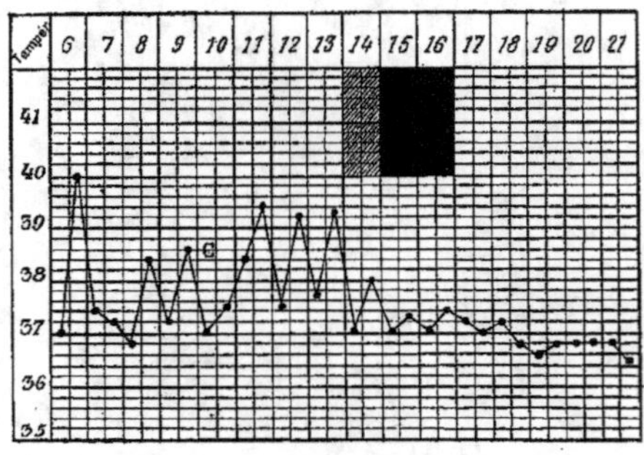

TRACÉ 1. — Irrigation continue après curettage. HARTMANN.

6, Curettage utérin. Le grisé indique la période d'irrigation intermittente. La période d'irrigation continue est indiquée par la teinte noire.

Le 7 août, la fièvre est tombée, le col est ramolli, l'utérus gros, le ventre sensible dans la fosse iliaque droite. Diagnostic : infection puerpérale consécutive à un avortement. Traitement : injections vaginales antiseptiques, repos.

Les jours suivants, la température, dit l'observation, monta le soir à 38°,5 ; 38°,6 ; on voit autour de l'orifice du col des plaques grisâtres ; il coule de l'utérus un liquide sanieux, rougeâtre ; des injections intra-utérines antiseptiques n'amènent pas d'abaissement de la température.

Le 10 août, après avoir chloroformé la malade, on fait avec le dilatateur de Sims, la dilatation du col, et on pratique le curage de l'utérus. On ramène des débris placentaires. Irrigation intra-utérine avec une solution de sublimé à 1 p. 3000. Tamponnement iodoformé de la cavité.

1 HENRI HARTMANN, Infection puerpérale consécutive à un avortement. Rétention des débris placentaires. Curage. Infection à forme diphtéroïde. Irrigation continue. Guérison. *Annales de Gynécologie*, février 1892.

Le soir, la température reste normale, mais le lendemain elle remonte, présentant chaque soir une exacerbation.

On renouvelle le tamponnement iodoformé matin et soir, faisant chaque fois une irrigation intra-utérine avec une solution de sublimé à 1 p. 4000. Cette thérapeutique reste sans résultats. Bien plus, les exsudats diphtéroïdes reparaissent sur l'orifice du col et s'étendent rapidement jusqu'à la vulve. Les fausses membranes recouvrent toute l'étendue du vagin, les petites lèvres, une partie de la face interne des grandes. Elles ont une coloration grisâtre, une épaisseur de 2 à 3 millimètres environ, et laissent à nu, lorsqu'on les détache, une surface légèrement excoriée, siège d'un suintement sanguin très minime, rappelant celui des plaques de psoriasis qu'on vient de gratter avec l'ongle.

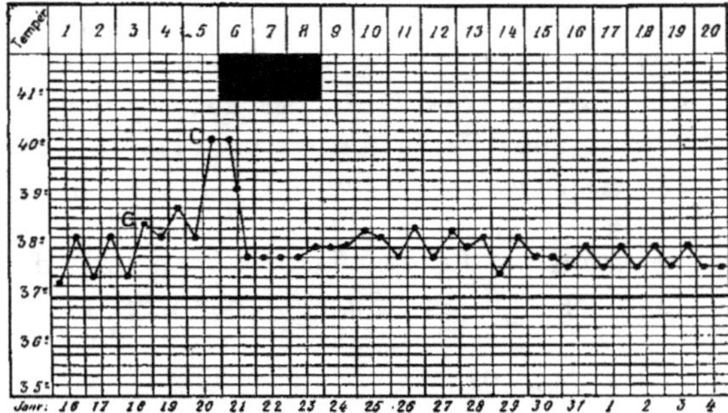

TRACÉ 2. — Irrigation continue après curettage. CLINIQUE BAUDELOCQUE, 1895.
(Voir l'observation en note, page 52.)

Le 14, on supprime le tampon iodoformé du vagin et de l'utérus, on place un drain dans l'utérus, et l'on fait toutes les trois heures une injection intra-utérine alternativement avec de l'acide borique et avec une solution de sublimé à 1 p. 5000. La température, le soir, monte moins haut et n'arrive qu'à 38°,1.

Le 15, on installe chez cette malade l'irrigation continue suivant le procédé de MM. Pinard et Varnier.

Pendant une demi-heure, on fait passer un courant de sublimé à 1/2000, puis on fait l'irrigation avec de l'eau bouillie [1]. Une grande quantité de fausses membranes salissent l'eau, qui s'écoule dans la première journée.

L'infection semble toutefois immédiatement arrêtée.

Le soir, la température reste normale ; des fausses membranes recueillies et soumises à des essais de culture par F. Widal restent stériles.

Le lendemain matin, le vagin est à peu près entièrement débarrassé de ses fausses membranes ; le soir, il n'y en a plus du tout.

---

[1] Ainsi qu'on pourra le voir plus loin, on ne doit pas employer, dans l'irrigation continue, d'antiseptiques aussi puissants que le sublimé à 1/2000 à cause des dangers d'intoxication.

L'irrigation continue avec de l'eau bouillie est continuée pendant journée du 16; on la suspend définitivement le 17 au matin.

La guérison a lieu sans incidents.

Le vingtième jour, la malade quitte l'hôpital.

La malade est revue au mois d'octobre. Les règles sont revenues sans incidents, le 18 septembre. Le col est sain, sans aucun écoulement. Il n'y a pas de trace de métrite ou de périmétrite.

Pendant l'année 1894, nous n'avons employé qu'une fois l'irrigation continue après curettage sans succès dans l'observation n° 1490 où la femme a succombé (V. 3e partie, Observation III). Mais, dans ce cas, l'infection avait une autre source dans la plaie opératoire dont on fit sauter les sutures le lendemain. Il est à regretter que nous n'ayons pas eu l'idée de recourir à l'irrigation continue dans d'autres cas où la température s'est maintenue élevée après le curettage, et dont l'abaissement progressif ne s'est produit qu'avec lenteur[1].

Manuel opératoire. — Il nous reste à rappeler, en quelques mots, les grandes lignes du manuel opératoire de l'irrigation continue.

La malade est couchée sur un lit de fer sans sommier ou à sommier formé de longues bandes métalliques; on a replié par le milieu deux matelas, un pour la tête et le tronc, un pour les membres inférieurs. Le siège de la malade se trouve entre les deux matelas repliés, et on recouvre chacun de ces matelas d'une toile cirée.

Un tonneau de 20 litres environ est placé au pied du lit, à 50 centimètres au-dessus du plan de ce lit. Ce tonneau est

---

1 Ce n'est que depuis janvier 1895 que nous employons méthodiquement l'irrigation continue après le curettage, lorsqu'il se produit des ascensions de température qui ne cèdent pas à un second curettage. Bien que nous ne voulions pas produire des faits en dehors de la statistique de 1894, nous croyons utile de donner ici le tracé d'une observation de 1895, où l'irrigation continue après curettage a fourni un beau succès.

L'irrigation continue après un deuxième curettage fut installée sur l'initiative de Mlle Roze, sage-femme en chef. Il s'agissait d'une femme ayant présenté de l'hydramnios, une insertion vicieuse du placenta, avec hémorragie grave, et une délivrance artificielle. Un premier curettage n'avait amené qu'un faible abaissement de trois dixièmes, un second curettage pratiqué après une forte élévation (40°,2) n'avait été suivi d'aucune baisse. L'état général de la femme, qui était très anémiée, était des plus mauvais, quand l'irrigation continue produisit l'abaissement brusque de la température, qui mit encore un certain temps à redevenir normale; ce qui montre bien l'intensité que l'infection avait pu prendre sur un terrain aussi favorable.

muni d'un robinet auquel on adapte un tube en caoutchouc, et
ce tube aboutit à la canule intra-utérine de Tarnier métallique ou à une sonde à double courbure comme celle de la
figure 14, qui présente l'avantage de répondre à l'antéversion

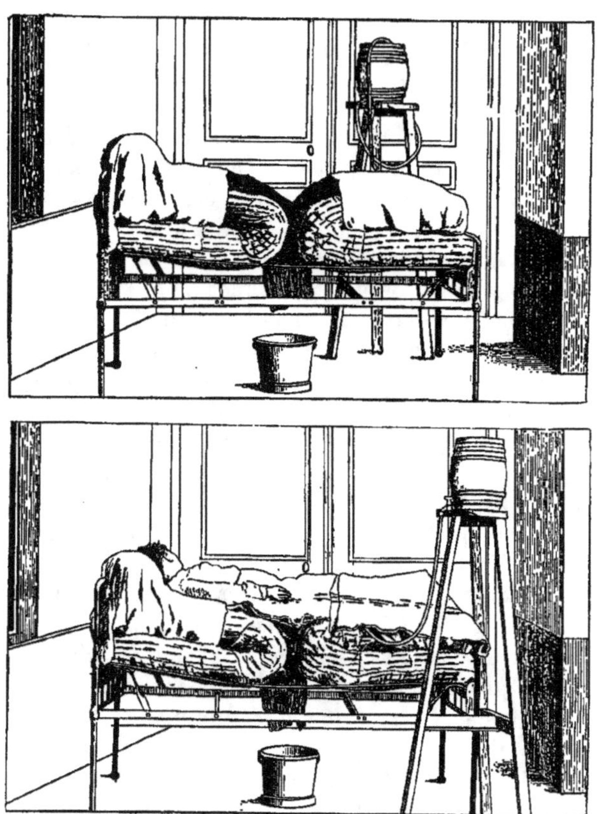

Fig. 17 et 18 (Pinard et Varnier).
Disposition du lit, et installation de la malade pour l'irrigation continue.

de l'utérus, ce qui fait qu'elle y pénètre plus facilement sans
déprimer le périnée, et qu'elle y est maintenue plus aisément.
Il est en tous cas tout à fait inutile de se servir d'une sonde à
double courant. Cette canule amorcée est introduite dans l'utérus, et *fixée par des liens aux cuisses de la femme*. Un seau
sous le lit recueille le liquide de l'irrigation.

Voilà tout le dispositif. On ouvre le robinet de façon à permettre un écoulement lent. Le liquide, après avoir irrigué l'utérus, ressort et coule le long des toiles cirées disposées en entonnoir. Il faut surveiller que l'écoulement ne s'arrête pas par défaut de liquide. Car il faudrait sortir et réintroduire la canule amorcée. Il peut se produire des arrêts causés par une contraction utérine, ou par l'obstruction de la sonde. Dans ce dernier cas, il suffit d'ouvrir davantage le robinet pour la désobstruer. Le liquide primitivement employé dans la première demi-heure, qui était une solution de biiodure au 1/2000, a été remplacé aujourd'hui par une solution plus étendue au 1/4000, qui même ne saurait être continuée au-delà de ce temps, sans exposer la femme à de l'intoxication. On remplace la solution mercurielle par une solution phéniquée à 1/100 à laquelle, lorsqu'on voit la température baisser, on fait succéder une solution phéniquée à 1/300, puis à 1/600. Si les urines deviennent promptement noires, et que la femme marque une susceptibilité à l'acide phénique, même à ce degré de dilution, ce qui n'est pas exceptionnel, surtout chez les albuminuriques, on peut employer comme liquide d'irrigation soit la solution saturée de naphtol-β, à $0^{gr},50$ par litre, soit même de l'eau bouillie. Le liquide doit être maintenu à une température entre 35 et 40°.

Dès les premières heures de l'irrigation, la malade éprouve du bien-être, la température baisse, le pouls devient moins fréquent, la peau perd sa sécheresse, la langue devient humide.

Ce n'est qu'à la longue, lorsque l'irrigation dure plusieurs jours ou plusieurs nuits, que la femme manifeste une grande fatigue, et le désir de voir cesser son traitement.

L'irrigation en effet, suivant les règles indiquées dans le mémoire cité plus haut (Pinard et Varnier), doit être continuée jusqu'à la chute de la température, et même continuée encore pendant vingt-quatre heures.

Cette façon d'opérer, qui a donné de beaux résultats, a subi depuis 1886 quelques modifications. On continue l'irrigation jusqu'à la chute de la température à 36°, et, si ce résultat n'est pas obtenu en vingt-quatre heures ou quarante-huit heures, il n'y a pas grand intérêt à la continuer, elle reste sans action devant la trop profonde généralisation de l'infection, et le pronostic est des plus fâcheux. D'autres fois, la malade, en même temps que la température s'abaisse, est prise de violents frissons, il est sage alors de suspendre l'irrigation. On doit la susprendre aussi dans les cas où la femme présente de l'agitation et du délire, car elle peut, en se déplaçant, perforer son utérus avec la sonde, laquelle, ainsi que cela a été indiqué plus haut, doit être fixée aux cuisses et non pas au lit.

L'irrigation continue a généralement donné la mesure de son action en vingt-quatre heures ou quarante-huit heures, et nous ne l'employons plus aujourd'hui jusqu'à six ou sept jours, comme on la pratiquait dans le début. En résumé, le manuel opératoire de l'irrigation continue ne présente pas de grandes difficultés d'exécution, mais il exige une surveillance constante exercée sur la malade dont il faut prendre la température toutes les heures. La surveillance doit aussi être exercée sur le liquide d'irrigation, sur sa température, sur son régulier écoulement. Il y a dans ces détails, cela est incontestable, une source de fatigue pour celui qui surveille et pour la malade, mais ces fatigues ne doivent pas entrer en ligne de compte devant l'efficacité de cette méthode qui a fait ses preuves.

Accidents. — L'irrigation continue peut donner lieu aux accidents étudiés plus haut, à propos de l'injection intra-utérine. Les accidents syncopaux, ou convulsifs, n'ont jamais été observés qu'au début de l'irrigation, alors que celle-ci est faite avec une substance antiseptique active, alors qu'on se trouve dans les conditions absolument identiques à celle d'une injection intra-utérine ; ces accidents n'ont jamais eu de suites graves, on s'est empressé d'interrompre l'irrigation pour la reprendre plus tard.

Nous avons dit plus haut, à propos des injections intra-utérines, qu'il était prudent de suspendre l'écoulement, et la pression du liquide au moment des contractions utérines. Cela ne serait pas praticable dans l'irrigation continue. Du reste, au cours de l'irrigation, les contractions utérines ne sont jamais suivis d'accidents généraux, et cela tient au faible titre des solutions employées.

La perforation de l'utérus par la sonde est-elle un danger qui doive faire rejeter ce mode de traitement ? Il n'en existe à l'heure actuelle que deux observations, réunies par Flandrin, dans sa thèse (Paris, 1895).

Dans la première communiquée par Varnier, il s'agit d'une femme, du service du Dr Duguet, ayant avorté au cours d'une fièvre typhoïde, et qui fut soumise à l'irrigation continue. Cette femme eut du délire et essaya de s'asseoir sur son lit, alors que la sonde était dans l'utérus, et cet organe fut perforé. La malade mourut peu de temps après. L'abdomen contenait plusieurs litres du liquide de l'injection.

La deuxième observation de Flandrin est personnelle, elle a été recueillie dans le service de M. Ribemont-Dessaignes. On avait fixé la sonde par des liens aux barreaux du lit, la femme en s'agitant perfora son utérus et succomba.

Ces deux observations prouvent qu'il faut cesser l'irrigation en cas de délire ou de trop vive agitation de la malade, et qu'il est imprudent de fixer les liens attachés à la sonde, ailleurs qu'au bassin de la femme, car si elle s'agite, dans un moment où la surveillance est relâchée, la sonde accompagne ses mouvements, la perforation n'est à craindre que si ces liens sont attachés à un point fixe, comme les matelas ou les barreaux du lit.

Ce sont les deux seuls accidents publiés, concernant l'irrigation continue, et l'on voit qu'ils sont faciles à éviter.

CHAPITRE III

LE CURETTAGE

I

Aperçu historique. — Récamier[1], dans son mémoire *Sur les productions fibreuses et fongueuses intra-utérines* faisant des considérations générales sur le cathétérisme utérin, s'exprimait ainsi :

« 1° L'observation nous fait voir tous les jours que, dans les accouchements, on porte impunément la main dans l'intérieur de l'utérus pour en extraire le fœtus et ses dépendances ; ce cathétérisme manuel serait-il plus dangereux que le cathétérisme fait avec les instruments ;

2° On sonde l'utérus avec le forceps et autres instruments pour remplacer la main, et ce cathétérisme pratiqué dans la circonstance défavorable du travail puerpéral, par M. Dubois lui-même, non seulement n'est pas une *hardiesse*, ni une témérité, mais une opération obligatoire pour sauver la mère et l'enfant, s'il est viable ;

3° Lorsque le forceps n'est pas nécessaire, après la sortie de l'enfant, on substitue avec avantage à la main une espèce de

---

[1] RÉCAMIER, *Union médicale*, 1850, p. 266.

gorgeret à cul-de-sac pour nettoyer l'utérus, sans violence,
avec cet instrument inoffensif;

. . . .

4° Tous les auteurs d'accouchement parlent de la manière
de manœuvrer avec le forceps, etc. ; mais ils n'indiquent pas
la manière de nettoyer l'utérus sans violence, et d'une manière
inoffensive après l'accouchement. »

Nous avons tenu à citer textuellement ce passage, parce qu'il
établit que Récamier n'est pas seulement l'inventeur du curetage pratiqué dans les affections utérines, mais que c'est en
partant de l'idée même du curettage *post partum*, qu'il est
arrivé à recommander cette opération. Dans tous les travaux
faisant l'historique du curettage, tout en reconnaissant Récamier
comme l'inventeur de la curette et du curettage contre les productions intra-utérines, on ne manque pas de dire que le curettage pratiqué dans les suites de couches nous vient d'Allemagne, préconisé par Simon, Fehling, etc.

Non seulement Récamier a trouvé le curettage gynécologique,
mais aussi le curettage obstétrical, et ses opérations sont les
premières qui aient été pratiquées :

« J'ai cru pouvoir supposer, dit-il plus loin (page 274), qu'à
la suite des accouchements il pouvait dans certains cas rester
des lobes plus ou moins considérables de placenta adhérents,
et j'en ai conclu qu'après les accouchements le gorgeret-curette
était préférable à la main pour nettoyer tout doucement l'intérieur de l'utérus des caillots et des débris placentaires non
expulsés, ou qui seraient adhérents à la surface interne de
l'utérus. »

Suivent deux observations : dans l'une il aurait pratiqué un
curettage pour métrorragie chez une jeune femme de vingt-
deux ans accouchée depuis quatre ans. Il aurait retiré le placenta roulé sur lui-même. Ce placenta avait « le volume du
doigt et la longueur de deux phalanges ».

L'autre observation est plus explicite :

« Je fus mandé, écrit Récamier, à la Chapelle-Saint-Denis,
pour une femme de vingt-huit ans environ, dans l'état le plus
grave, *à la suite d'une couche*. La fièvre, qui avait eu lieu
trois semaines auparavant, et la prostration des forces étaient
grandes ; la fétidité du liquide qui s'écoulait de l'utérus était
repoussante.

« L'examen fait, je reconnus l'existence d'un corps étranger, qui fut immédiatement retiré, et représentait un cylindre plus volumineux que le doigt et de même longueur. La fétidité de l'écoulement disparut, et je la laissai aux soins de son médecin dont le nom m'échappe.

D'après ces faits et les remarques auxquelles il donne lieu, je conclus que le gorgeret-curette est nécessaire dans la trousse d'un accoucheur et d'une sage-femme, et je pense que cet instrument parfaitement inoffensif peut faire éviter beaucoup d'accidents à la suite des couches et des fausses couches. »

Récamier, lorsqu'il publia cet article en 1850, voulait donner des arguments en faveur de son opération, qu'il pratiquait, et qu'on pratiquait à son exemple depuis 1846, car à ce moment se produisait une vive discussion à l'Académie de Médecine, dans laquelle les adversaires du curettage devaient avoir le dernier mot, sur ces paroles de Paul Dubois :

« Si des résultats heureux ont été obtenus par le procédé opératoire de notre collègue (Récamier), il ne faut pas oublier que nous devons à sa noble sincérité la connaissance d'échecs graves qui l'auraient suivi. »

Or, dans cette discussion, il ne fut pas question du curettage dans la période puerpérale : et Paul Dubois lui-même n'envisagea pas ce côté de la question.

Après Récamier, il n'est plus question du curettage dans le traitement des accidents puerpéraux. Mais c'est lui qui l'a pratiqué et préconisé le premier.

La curettage, abandonné en France aussi bien dans la pratique obstétricale que dans la pratique gynécologique, trouva des défenseurs et des adversaires à l'Étranger.

C'est à M. le Dr Doléris, accoucheur des hôpitaux, que revient l'honneur d'avoir rappelé l'attention des accoucheurs français sur ce procédé de traitement, tout d'abord et seulement dans les cas de rétention placentaire [1], puis, deux ans après, dans les cas d'infection puerpérale. Et ce ne fut pas sans combattre vaillamment et longtemps qu'il parvint à faire accepter ce procédé de traitement adopté aujourd'hui par la plupart des accoucheurs. On trouvera, dans la thèse de son élève le Dr Chartier (Paris, 1889), les indications et le

---

[1] *Archives d'obstétrique et de gynécologie*, mai et juin 1886, février et mars 1887 ; et *J. de Méd. de Paris*, 5 août 1888.

manuel opératoire suivi dans ses premières opérations de curettage comme traitement de la septicémie, ainsi que l'historique de cette opération principalement en Allemagne et en Amérique.

Les premières observations de M. Doléris entraînèrent de vives discussions à la Société obstétricale et gynécologique de Paris, et la méthode qu'il proposait rallia peu de suffrages. M. le Dr Pozzi appliqua à la même époque le curettage comme traitement de la septicémie dans son service d'accouchements de l'Hôpital Lourcine[1]. M. le Dr Champetier de Ribes se ralliait à ce mode de traitement et pratiquait plusieurs curettages en 1890[2].

S'il est inutile de poursuivre cet historique partout décrit et connu de tous, on peut, toutefois, se demander pourquoi le curettage a été l'objet de si nombreuses discussions, et a été contesté d'abord par ceux qui le recommandent aujourd'hui.

L'histoire du curettage, à ce point de vue, ressemble à celle de la symphyséotomie. Comme cette dernière opération, le curettage a été conçu prématurément par Récamier, avant l'antisepsie, à une heure où il devait causer plus de désastres qu'il ne pouvait rendre de services. Abandonné, oublié même pour ces raisons, il reparaît avec l'antisepsie, mais il a de nouveau à lutter, d'abord contre son ancien discrédit, et ensuite, il faut bien le reconnaître, contre l'insuffisance des arguments présentés par ses défenseurs. Cela est si vrai qu'à l'heure actuelle encore le manuel opératoire du curettage reste à préciser dans ses détails ; ses indications et ses contre-indications sont encore à poser. Indistinctement recommandé dans la métrite, dans l'avortement et après l'accouchement à terme — où les conditions sont pourtant bien distinctes, — pratiqué d'une façon indifférente à toutes les périodes de l'infection puerpérale, on a encore peu spécifié l'heure à laquelle cette opération peut tout donner, et celle où elle ne sert plus de rien. La plupart des observations sont incomplètes, ne renseignent pas généralement sur le début et la marche de l'infection

---

[1] Voir CHABRIER, Du curettage précoce dans l'infection puerpérale envisagé comme moyen thérapeutique et prophylactique. *Arch. de Médec.*, août 1891.

[2] Voir aussi les thèses suivantes : DENIS, *Quelques considérations sur le curettage précoce dans l'infection puerpérale*. Paris, 1894. — BRUNEAU, *Étude sur les indications du curettage de l'utérus dans l'infection puerpérale*. Paris, 1894. — R. MARMASSE, *Du curettage dans les accidents des suites de couches*. Paris, 1895.

puerpérale, il est difficile de tirer de ces faits des conclusions éclairées et pratiques.

Aussi, nous sommes-nous proposé de préciser ici la thérapeutique méthodique de l'infection puerpérale, l'heure utile pour pratiquer cette opération, ainsi que quelques modifications de détails dans le manuel opératoire du curettage.

II

Définition. — But de l'opération. — On ne doit pas confondre et considérer comme synonymes les deux mots : *curettage* et *curage*.

Le *curettage* est une opération qui a pour but l'abrasion de la muqueuse utérine, à l'aide d'un instrument qui porte le nom de curette.

Quant au *curage*, c'est une opération qui a pour but d'évacuer le contenu de l'utérus, à l'aide d'un ou de plusieurs doigts introduits dans la cavité utérine. Nous employons uniquement ce procédé, quand nous sommes obligés de pratiquer la délivrance soit après l'accouchement, soit après l'avortement, car, seul, il permet d'enlever tout le placenta, ce qui est impossible avec le curettage.

Ainsi : curettage avec la curette ; curage avec les doigts.

Quel est le but du curettage ? Théoriquement, cette opération a pour but d'abraser toute la muqueuse infectée, de traiter la cavité utérine comme un foyer infecté, dont l'on extrait toutes les parties septiques.

En pratique, cela est impossible, jamais la curette n'enlève exactement toute la muqueuse infectée, quel que soit le soin apporté à ce nettoyage[1]. Et ça n'a pas été là une des moindres objections faites au curettage. Mais, si la curette n'enlève pas tout, elle enlève une très grande partie de la muqueuse infectée, diminue, par conséquent, l'étendue du foyer d'infection. Ici nouvelle objection, assez judicieuse ; si la curette, a-t-on dit, enlève la plupart des parties infectées, elle ouvre, en grattant la surface interne de l'utérus, des vaisseaux sanguins et lymphatiques, qui ne demandent qu'à absorber les produits sep-

[1] Voir plus haut (*fig.* 15 et 16).

tiques, dont la curette se charge au cours de l'opération, et elle fait de véritables inoculations. Cela est hors de doute, il suffit, pour s'en convaincre, d'avoir assisté à l'exagération des phénomènes généraux dans les heures qui suivent le curettage, témoignant d'une infection aiguë, se traduisant par la persistance ou l'élévation de la température, ou par un frisson violent.

Mais ces portions de la cavité utérine, mises à nu par la curette, ces portes d'entrée à l'infection, sont aussi des portes d'entrée pour la substance antiseptique, mise en contact avec elles dans le pansement intra-utérin, consécutif à l'opération, et ces portes d'entrée se trouvent, provisoirement ou définitivement, fermées aux produits septiques.

Dans toute infection, les phénomènes généraux peuvent indiquer deux choses: ou bien la réaction de l'état local, ou bien l'envahissement général de l'organisme par le microbe et ses produits. Dans les deux cas, il y a grand intérêt à s'efforcer de tarir la source du foyer d'infection, mais les progrès de cette infection seront d'autant mieux arrêtés, que celle-ci sera plus localisée, qu'elle sera combattue dès les premières étapes de sa marche envahissante.

III

Nous sommes donc conduits à chercher la solution de la question suivante :

A quel moment de l'infection doit-on pratiquer le curettage ? — Examinons les faits: 123 femmes ont été considérées comme infectées dans l'année 1894 à la clinique Baudelocque.

Ces 123 femmes ont toutes été traitées d'abord soit par des injections intra-utérines, soit par l'irrigation continue. Chez 85 d'entre elles ce traitement a suffi ; chez 38 autres il a fallu faire plus, il a fallu curetter. Quelles sont les indications qui nous ont dirigé?

Pourquoi, dira-t-on, d'aussi nombreux curettages ont-ils été pratiqués ? Toutefois, personne ne pourra nous reprocher de ne pas en avoir pratiqué assez, puisque nos 85 femmes traitées par l'irrigation sont sorties guéries (V. 3ᵉ partie : *Tableau des injections intra-utérines*).

Nous avons dit plus haut, à propos de l'injection intra-utérine, quel était notre critérium. Si, après une première injection intra-utérine, la température reste élevée, et le pouls fréquent, curettage. L'injection intra-utérine a été impuissante.

On pourrait objecter à cette manière de faire que c'est là beaucoup temporiser, et, pendant que l'on attend les effets de l'injection intra-utérine, l'infection fait du chemin dans l'organisme. N'avons-nous pas dit nous-mêmes plus haut, qu'il fallait attaquer cette infection d'une façon précoce. Le moment est venu de préciser ce que nous entendons par curettage précoce.

A une heure où il y avait un certain mérite à le dire en France, étant données les objections dont le curettage était alors l'objet, il a été dit par MM. Pozzi et Charrier[1], en s'appuyant sur 4 observations intéressantes, qu'il fallait en cas d'infection puerpérale pratiquer le curettage, le pratiquer de bonne heure, mais, ont-ils ajouté aussi, à la première alerte, à la première élévation de température. Bien qu'il soit hors de doute que le curettage n'est pas une opération dangereuse, notre expérience, en ce qui touche son application à la thérapeutique de l'infection puerpérale, est suffisante pour déclarer la première élévation de température, la première alerte, comme une indication un peu excessive. Si nous avions obéi à cette règle, ce n'est pas 38 curettages, mais 123 ou à peu près, que nous aurions pratiqué dans l'année 1894. Les faits nous ont démontré que cette opération eût été 85 fois inutile.

Cela mérite déjà considération. Mais il y a autre chose, car jusqu'à ce qu'on soit venu démontrer par des faits que notre crainte est chimérique, nous continuerons, ayant été témoins d'un accident mortel, à considérer le curettage avant le commencement ou, mieux, la fin du troisième jour, comme pouvant être troublé par des accidents graves.

Dans le cas auquel nous faisons allusion ici, et dont on pourra lire plus loin (3ᵉ partie, Observation I) l'histoire détaillée, la mort peut vraisemblablement être attribuée à l'introduction de l'air dans les veines, et ce cas s'est produit dans un des

---

[1] CHARRIER, *Arch. génér. de Méd.*, août 1891.

curettages le plus rapproché de l'accouchement que nous ayions pratiqué.

Si donc nous attendons jusqu'au troisième jour pour faire le curettage, que ferons-nous en attendant, si les injections intra-utérines intermittentes sont insuffisantes pour abaisser la température ? C'est alors que nous employons l'irrigation continue. Sur nos 38 observations de curettage 14 femmes avaient été, après une injection intra-utérine simple sans résultats, soumises à l'irrigation continue. Or, chez les femmes visiblement infectées au moment de l'accouchement, ayant subi des touchers ou des opérations faites par des mains suspectes, il n'y a pas à hésiter, il faut pratiquer l'irrigation continue. Mais, si la première élévation de température a lieu le troisième jour, il n'est point nécessaire, si la température se maintient après une injection intra-utérine, de faire de l'irrigation continue en attendant le curettage.

Si l'on n'a pas suivi les règles que nous venons de tracer, lorsqu'on a attendu plus longtemps pour pratiquer le curettage et qu'on est appelé le cinquième, le sixième jour, alors que tout l'organisme est infecté, le curettage a peu de chances de réussir, de donner de grands bénéfices, mais si minimes que soient ces chances, elles méritent d'être tentées, et le curettage doit être pratiqué, bien que dans des conditions très peu favorables.

En résumé, au point de vue des indications du curettage, notre expérience nous a appris qu'il est un moment de choix pour le pratiquer, c'est à la deuxième élévation de température, la première n'ayant pas cédé à l'injection intra-utérine, ou lorsque la température se maintient élevée après qu'on a cessé l'irrigation continue. Si l'infection est plus ancienne, il vaut encore mieux pratiquer le curettage, que de rester dans l'inaction, mais sans grand espoir de succès.

Le curettage donne lieu à si peu d'accidents, qu'il vaut mieux en faire un de plus, que regretter de ne pas l'avoir pratiqué. Comme contre-indication nous n'en voyons qu'une seule, c'est la date récente de l'accouchement, et nous conseillons de ne pas curetter avant la fin du troisième jour.

IV

Il nous reste à parler du manuel opératoire et des suites du curettage.

Au point de vue du **manuel opératoire** nous distinguerons deux cas : ou bien l'on pratique le curettage chez une femme qui vient d'accoucher à terme, ou dans les trois derniers mois, ou bien on pratique cette opération après un avortement.

On a discuté sur la question de l'anesthésie : les uns conseillent le chloroforme, les autres disent qu'il n'est pas nécessaire. Après avoir anesthésié les femmes pendant un certain temps, nous y avons complètement renoncé. Les conditions qu'on trouve chez la femme en état puerpéral sont très différentes de celles de l'état non gravide, et nous ne discutons que sur ce qui se passe dans l'état puerpéral. C'est un fait banal dans la pratique obstétricale, que les femmes anesthésiées pour subir une opération ont une tendance à saigner beaucoup plus que les autres. Dans le curettage *post partum* nous avions fait la remarque que les hémorragies étaient assez abondantes, parfois même inquiétantes. Aussi avons-nous abandonné l'anesthésie pour cette raison, et nous nous en félicitons ; d'autant plus qu'à l'heure actuelle nous sommes parvenus à pratiquer le curettage sans occasionner la moindre douleur, et nous nous prononçons nettement contre l'anesthésie, qui est inutile et peut être dangereuse.

La femme est placée en travers et au bord du lit, le siège débordant, deux aides fléchissent et écartent les cuisses en plaçant le genou de la malade dans leur aisselle, ils ont ainsi une prise solide sur l'opérée, et disposent de leurs deux mains pour aider. On lave soigneusement la vulve au savon et au biiodure et on rase les poils. Après quoi, on pratique une injection vaginale et le cathétérisme de la vessie. Ceci fait, on introduit dans le vagin deux doigts de la main gauche, doucement, avec précaution, car les parties génitales sont très sensibles. Aussi ces deux doigts une fois introduits ne vont plus quitter la place que nous allons leur assigner, jusqu'à la fin de l'opération. Ces deux doigts atteignent le col et pénètrent

dans l'orifice. On guide alors sur ces doigts une pince de
museux à deux mors qui va saisir solidement la lèvre antérieure du col. On tire doucement sur la pince de façon à faire
descendre l'utérus, et le col paraît bientôt à la vulve, avec les
deux doigts qui n'ont pas quitté son orifice. La pince est alors
confiée à un aide, qui la prend par un de ses anneaux et la
maintient sans tirer. L'aide doit maintenir la pince *horizontalement*, et non pas la relever, pour la maintenir avec sa main
fermée sur le pubis, ainsi que le conseillent la plupart des
auteurs. La pince, horizontalement placée, ne blesse et n'écrase
aucune des parties supérieures de la vulve, le méat et le clitoris,
et on évite les douleurs, qu'on ne manque pas de produire, en
relevant la pince et en l'appuyant contre ces parties. C'est là
un petit détail, mais qui méritait d'être signalé puisque nous
opérons sans chloroforme.

L'utérus abaissé, les doigts dans le col, on introduit dans la
cavité utérine la sonde de Tarnier, et l'on fait un lavage avec
1 ou 2 litres de solution de biiodure au 1/4000. On retire
alors la sonde, sur laquelle il est facile de mesurer l'étendue
de la cavité utérine, et on introduit la large curette-mousse
à longue tige, dont nous donnerons la description plus loin.
La curette est d'abord conduite au fond de la cavité utérine,
puis on racle consciencieusement, sans sortir la curette, toute
la face antérieure de l'utérus, en haut et en bas, jusqu'au niveau
de la lèvre antérieure du col. La curette est alors sortie, puis réin-
troduite, et on procède au même raclage sur la face postérieure
de l'utérus ; puis on racle les bords et le fond de l'organe. Mais
la cuillère de la curette, assez large, ne pourrait pas curetter
efficacement au niveau des cornes, on la remplace par une
curette à cuillère plus petite, plus courbée, et demi-tranchante.
Cette curette est conduite au niveau des deux cornes, et curette
en ces deux points ; on peut ensuite reviser méthodiquement
avec cette curette les faces, le fond et les bords de l'organe, et
lorsque la curette ne ramène plus, à quelque endroit qu'on
la promène, que des caillots, le curettage est terminé. On
reprend alors la sonde intra-utérine de Tarnier, et on fait
une injection, qui entraîne tous les débris ; on peut faciliter
cette action de nettoyage, en promenant le bec mousse de la
sonde sur toute l'étendue de la cavité utérine. Après avoir fait
le lavage, on charge une pince à longs mors, une pince à liga-

ment d'une mèche d'ouate imbibée de la solution phéniquée,
forte à 5 0/0. On promène cette mèche d'ouate dans la cavité
utérine, elle s'exprime à son contact, on recommence avec une
autre mèche, deux ou trois fois. Il ne reste plus qu'à faire le
pansement intra-utérin à la gaze iodoformée ou salolée. Cette
gaze est destinée à former un drainage plutôt qu'un tamponnement. Elle doit être découpée en une lanière peu épaisse,
afin qu'elle puisse être introduite facilement. On prend l'extrémité de la lanière avec une pince à mors lisses, et on introduit
la pince ainsi chargée jusqu'au fond de l'utérus. Arrivé là, on
ouvre légèrement la pince et on la retire. On saisit avec elle la
lanière, au point où elle sort du col, et on conduit de nouveau
la pince jusqu'au fond de l'utérus, on répète cette manœuvre
deux ou trois fois, jusqu'à ce qu'on sente une légère difficulté
à pénétrer, on doit alors s'arrêter et ne pas forcer. Le reste de
la lanière est tassé dans le vagin, après qu'on a enlevé la
pince fixant le col, et pendant que, de la main gauche, on
écarte la vulve ; ce dernier temps de l'opération serait douloureux sans cette précaution. On place un morceau d'ouate sur
la vulve, et la femme est replacée dans son lit.

Les quelques modifications que nous avons apportées dans
le manuel opératoire du curettage ont eu pour but deux points :

1° Rendre l'opération très peu douloureuse, pour se dispenser
de l'anesthésie ;

2° Faire le curettage aussi complet que possible.

Pour rendre l'opération très peu douloureuse, on y parvient
aisément, de l'aveu même des femmes les plus pusillanimes,
en prenant les précautions sur lesquelles nous allons rappeler
l'attention :

1° Ne pas relever la pince fixatrice du col sur le pubis, et la
maintenir horizontale ;

2° Ne pas placer de spéculum. Son introduction est douloureuse, la distension des parties inférieures de la vulve par la
large valve qui la déprime, et que l'aide le plus parfait ne peut
s'empêcher de remuer au cours de l'opération, est aussi une
cause de souffrance. Cette valve inférieure, la seule recom-
mandée généralement, est très avantageusement remplacée par
les deux doigts de la main gauche introduits dans le col. Ces
deux doigts indiquent l'orifice au milieu des tissus mous, et
déchirés du col, et servent de guide sensible aux instruments

qu'on fait pénétrer dans la cavité utérine. Ces deux doigts
dépriment la vulve très suffisamment et moins douloureuse-
ment qu'une valve, surtout si l'on a la précaution, ainsi que
nous l'avons recommandé plus haut, de laisser ces doigts en
place pendant toute la durée de l'opération.

Afin de pratiquer le curettage aussi complètement que possible, la curette dont nous
nous servons, et représentée figure 20,
semble remplir les meilleures conditions.
Sa surface est large. Elle est recourbée de
telle façon que son extrémité offre une surface suffisante pour ne pas croire à la possi-

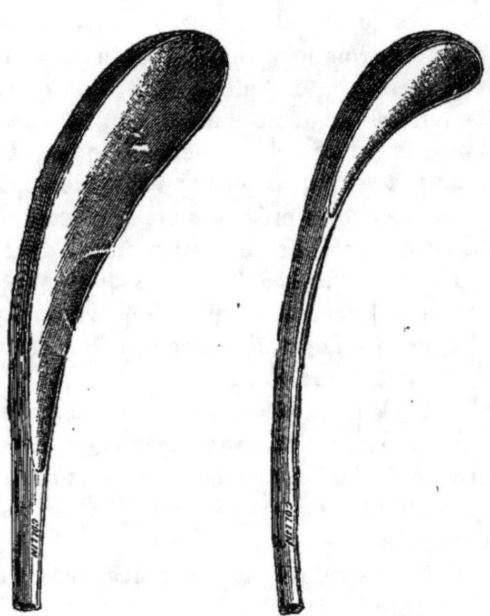

<table>
<tr><td>Fig. 19.</td><td>Fig. 20.</td><td>Fig. 21.</td></tr>
<tr><td>Vue d'ensemble des deux curettes pour curettage post partum. Longueur: avec le manche 40 centimètres, sans manche 28 centimètres.</td><td>Bec de la grande curette pour curettage post partum. (Grandeur naturelle.) Largeur : 18 millimètres.</td><td>Bec de la petite curette pour curettage post partum. (Grandeur naturelle.) Largeur : 13 millimètres.</td></tr>
</table>

bilité même d'une perforation ; enfin, et surtout, cette curette
qui n'est autre que celle usitée dans les curettages de la
vessie, est portée sur une tige ayant la longueur de la sonde
intra-utérine de Tarnier, c'est-à-dire 28 centimètres. Cette

tige est fixée sur un manche qui permet de la tenir bien en main.

Les différents modèles de curettes jusqu'ici employées sont construits en vue du curettage gynécologique dans les utérus non gravides. Il faut un instrument suffisamment long, pour pénétrer jusqu'au fond de l'utérus. La deuxième curette, dont on ne voit sur la figure que l'extrémité, est portée sur une tige aussi longue que la précédente ; la cuillère en est plus petite, et demi-tranchante, elle est destinée aux cornes de l'utérus, et sert aussi dans les curettages après l'avortement. Avec ces curettes on est sûr d'atteindre tous les points de la cavité uté-rine, et on peut les attaquer d'une façon énergique. Ceux qui curettent pour la première fois s'exposent plutôt à faire un curettage insuffisant qu'à perforer l'utérus. Telles sont les par-ticularités que nous avions à signaler dans le curettage pratiqué dans les suites de couches.

V

Après l'avortement, les accidents infectieux méritent d'être traités aussi par le curettage, mais cette opération doit tou-jours être précédée d'un examen digital de la cavité utérine, suivie du **curage** dont il nous reste à préciser les **indications** et le **manuel opératoire** : curage qui doit être pratiqué, si, après cet examen, on a constaté la présence de débris placentaires, ou, en d'autres termes, si l'on a reconnu une délivrance incomplète.

Indications. — Après l'avortement, le plus souvent, les acci-dents infectieux nécessitant le curettage se montrent alors que l'œuf, vide de son embryon ou de son fœtus, est encore contenu dans la cavité utérine ; les adhérences du placenta à l'utérus sont encore plus intimes qu'à la fin de la grossesse, si bien que les contractions utérines du travail de l'avortement ont été impuissantes à le décoller. Les premiers partisans du curettage ont peut-être nui au succès et à la vulgarisation de ce procédé, en le donnant comme le meilleur moyen de traite-ment des rétentions membraneuses ou placentaires dans l'avortement. Tous ceux qui avaient eu occasion d'introduire les doigts dans une cavité utérine contenant les membranes de l'œuf savaient bien que la curette était impuissante à séparer, d'une façon complète, ces débris de l'œuf, mais ne servait qu'à les morceler, en en laissant une grande partie. De même qu'il serait imprudent d'introduire la curette dans un utérus à terme où la délivrance n'aurait pas été pratiquée, de même dans l'avortement, avant de pratiquer le curettage à la curette, il faut vider l'utérus du placenta et des membranes, faire en un mot la délivrance avec un instrument sensible, la main, les doigts, qui vont poursuivre chaque débris, les uns après les autres, les décoller, les extraire, faire le curage digital. Si des accidents infectieux se sont montrés, il sera utile de compléter l'opération par un nettoyage à la curette; mais il faut que ce curettage instrumental ne soit que le complément du curage digital.

Le curage. — Manuel opératoire. — Pour pratiquer le curage, il est indispensable de recourir à l'anesthésie. Malgré les inconvénients que nous lui avons reconnus, et qui nous l'ont fait rejeter du curettage, il faut l'employer pour faire le curage. Il est, en effet, absolument nécessaire, pour pratiquer l'opération, d'introduire la main tout entière dans le vagin, et deux doigts dans la cavité utérine. Chez une femme non anesthésiée, dont les parties génitales n'ont pas été distendues par un accouchement récent, la manœuvre est des plus difficiles. De plus, après l'avortement, l'utérus n'a pas subi le même développement qu'à la fin de la grossesse, sa paroi vasculaire a une tonicité très grande, un état de contraction, qu'il est difficile de vaincre, pour pénétrer et pour agir dans sa cavité, alors que la femme n'est pas anesthésiée. Du reste, les dangers du chloroforme, dans le curettage, tiennent surtout à l'hémorragie qui se produit dans ces cas après l'opération. Or, cette hémorragie, si fréquente après le curettage instrumental, quand il y a eu chloroformisation, est absolument exceptionnelle après le curage. Le doigt n'a pas, comme la curette, mis à nu et dilacéré la muqueuse utérine ni rompu ses vaisseaux. Le doigt a enlevé seulement les cotylédons placentaires, véritables corps étrangers, qui se trouvent enlevés à la suite d'un décollement, sans porter d'atteintes sérieuses à la muqueuse utérine.

Le danger de l'hémorragie, après le chloroforme, dans le curage, n'existera donc que dans les cas où ce curage digital devra être suivi d'un curettage avec la curette. Or, il y a grand avantage à dissocier ces deux opérations, c'est-à-dire à pratiquer d'abord le curage digital, en somme, la délivrance artificielle de l'avortement, sous chloroforme, et ensuite plus tard, le soir ou le lendemain, si la température s'élève, on aura recours au curettage instrumental, dont alors le manuel opératoire ne différera pas de celui que nous avons indiqué pour le curettage en dehors de l'avortement, après l'accouchement prématuré ou à terme. Il faudra alors se servir de la petite curette (*fig*. 21). Le plus souvent, le curage digital bien fait aura suffi, et il ne sera pas nécessaire de recourir au curettage. Nous n'en voulons pour preuve que ce qui s'est passé à la clinique Baudelocque, en 1894 : sur 44 avortements, pas une seule fois nous n'avons eu à pratiquer le curettage instrumental.

La femme étant donc anesthésiée, et mise en travers du lit, après la toilette du vagin et de la vulve et le cathétérisme de la vessie, on pratique une injection intra-utérine, qu'il est bon de faire assez prolongée. Lorsque ces soins préliminaires ont été pris, une main saisit l'utérus à travers la paroi abdominale, pendant que l'autre main est introduite *en entier* dans le vagin. L'index et le médius de cette main vont à la recherche de l'orifice du col, et y pénètrent doucement, sans violence. Ces deux doigts vont à la recherche des débris placentaires, les décollent pendant que la main extérieure fournit à l'utérus un solide appui, et l'empêche de fuir sous les doigts qui manœuvrent dans sa cavité. Lorsque l'on croit le décollement des débris suffisant, on les entraîne au dehors. Les doigts doivent ensuite retourner dans la cavité utérine, pour l'explorer tout entière, et voir si toute la surface est lisse. Cette revision doit être des plus soigneuses, elle est très importante, car une portion du placenta peut rester enfermée dans un coin de paroi, enchatonnée par la contraction utérine, qui, amincie au niveau où le placenta adhère, se trouve épaissie tout autour, formant l'enchatonnement, qui n'est plus considéré aujourd'hui comme un phénomène pathologique, mais comme un phénomène physiologique[1]. Il sera même prudent de faire cette revision de

---

[1] PINARD et VARNIER, *Atlas d'anatomie obstétricale*. Paris, G. Steinheil, éditeur, 1892.

la cavité utérine avec la main qui a fait le curage, puis avec l'autre, après s'être lavé les mains. Du reste, dans un certain nombre de cas, au cours de l'opération, il peut se faire qu'on sente de grandes difficultés pour tourner des cotylédons adhérents et les décoller; dans ces cas, il ne faudra pas hésiter à se laver les mains et à opérer le décollement avec l'autre main.

Une fois la cavité utérine curée et soigneusement revisée, alors que l'on est certain qu'il n'y reste plus aucun débris, l'opération est terminée, il n'y a plus qu'à faire une injection intra-utérine et placer une mèche de gaze au salol ou iodoformée dans cette cavité. Le curettage instrumental ne sera pratiqué qu'ultérieurement s'il y a lieu, et nous savons qu'il est le plus souvent inutile.

Avant d'opérer le curage digital, il faut toujours pratiquer l'examen de la cavité utérine. Mais après un avortement, en présence d'accidents septiques, avant d'anesthésier, pour faire soit l'examen digital intra-utérin, soit le curage, il faut s'assurer, par un simple toucher, que le col de l'utérus est dilaté ou suffisamment dilatable pour permettre l'introduction de deux doigts.

Le plus souvent, ce toucher digital permettra de trouver cet orifice ramolli et suffisamment dilatable, et l'opération pourra être faite immédiatement.

Mais, dans un certain nombre de cas, on trouvera cet orifice soit absolument fermé, surtout si l'avortement a eu lieu depuis plusieurs jours, soit peu dilatable et ne permettant pas l'introduction de deux doigts. Dans ces circonstances, si le temps presse, on peut faire pendant l'anesthésie la dilatation extemporanée avec les dilatateurs de Hégar, mais il sera bien préférable de remettre l'opération à quelques heures, de placer dans la cavité utérine un ballon Champetier de Ribes, petit modèle, que l'on gonflera complètement d'abord, quitte à le dégonfler un peu, s'il ne se produit pas de contractions utérines expulsives. Lorsque ce ballon sera expulsé, l'orifice présentera, suivant le volume du ballon, une dilatation grande comme une pièce de 2 francs, ou mieux comme une pièce de 5 francs. Il sera aisé, à travers un orifice ainsi dilaté, d'explorer et de nettoyer la cavité utérine avec le plus grand soin, ce qui compensera bien l'inconvénient d'avoir opéré quelques heures plus tard.

En résumé, après l'avortement, s'il se produit des accidents septiques, il ne faut jamais entrer avec une curette dans la cavité utérine, avant d'avoir, sous chloroforme, procédé :

1° A l'examen digital ;

2° Au curage digital de la cavité utérine.

Après ce curage seulement, on sera autorisé, si les accidents persistent, à débarrasser l'utérus d'une muqueuse septique avec la curette, et cela encore lorsqu'on aura laissé au thermomètre le temps de démontrer que cette intervention est utile. Nous avons tenu à insister sur cette manière de faire, qui diffère totalement de ce qui a été conseillé par les partisans du curettage depuis Récamier.

VI

Difficultés du curettage. — Le curettage chez les femmes qui ont subi la symphyséotomie. — On pourrait objecter que les femmes qui viennent de subir la symphyséotomie sont moins faciles à traiter, au point de vue de l'infection, que les autres accouchées. Cela n'est pas douteux. Mais les injections intra-utérines, le curettage, l'irrigation continue peuvent être pratiqués chez ces opérées ainsi qu'on peut le voir sur le tableau de nos observations. Voici comment nous procédons dans ces cas :

L'accouchement est pratiqué à deux : celui qui se charge de sectionner la symphyse ne met à aucun moment la main dans le vagin, afin de ne pas infecter localement la plaie symphysienne. Mais, le lendemain ou le troisième jour, si le frisson et l'élévation de température paraissent, on pratique une injection intra-utérine. Si la température se maintient, on institue l'irrigation continue, et les manœuvres se font sans difficultés à l'aide du lit Herbet en usage dans le service (*fig.* 22).

Pour pratiquer le curettage il y a des difficultés à tourner. En effet, il ne faut pas songer à placer la femme dans la position obstétricale, à lui écarter les cuisses, ce qui serait défectueux au point de vue de la réunion des parties osseuses et des parties molles. Mais, en somme, quand on pratique le curettage si l'opérée doit avoir les cuisses écartées, c'est dans le but de découvrir largement la vulve. Or, cette région peut être découverte non pas aussi bien que dans la position obstétricale, mais

suffisamment pour curetter, en fléchissant à angle droit, sur
le bassin, *les cuisses réunies*. En effet, il est facile de constater à l'amphithéâtre, sur les sujets où l'on s'exerce à pratiquer la symphyséotomie, que le simple rapprochement des
cuisses, le contact des genoux, suffit à produire la coaptation
des surfaces pubiennes, et que cette coaptation devient encore
plus exacte, en fléchissant à angle droit sur le bassin les cuisses
rapprochées, et qu'on peut, sans mobiliser les surfaces de sec-

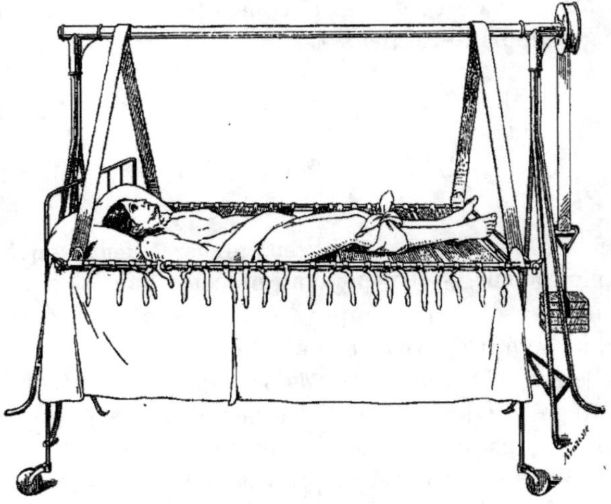

Fig. 22. — Femme ayant subi la symphyséotomie, installée sur le lit Herbet.

tion, soulever le sujet par les cuisses rapprochées et fléchies
La connaissance de ce fait a été utilisée par l'un de nous, chez
une femme opérée de symphyséotomie en ville, femme dont
la situation pécuniaire n'avait point permis l'emploi d'un lit
mécanique et qui a parfaitement guéri[1]. Pour toutes les toilettes
ou les besoins, on glissait un bassin sous le siège, pendant que
la femme était soulevée par les cuisses fléchies et rapprochées.

Il suffit donc, pour pratiquer le curettage chez une symphy-
séotomisée de faire fléchir les cuisses rapprochées à angle droit
sur le bassin. Avec le lit Herbet la manœuvre est des plus
simples.

[1] V. WALLICH, Symphyséotomie d'urgence, pratiquée en ville, p. 103. *Annales
de Gynécologie*, août 1894.

Le lit Herbet est placé non plus parallèlement au lit de la malade, mais perpendiculairement (*fig.* 23), de façon à ce que le siège de la malade corresponde au bord du lit. On défait toutes les lanières, correspondant au tronc de la femme, on ne laisse attachées au cadre que celles qui correspondent aux jambes, lesquelles sont maintenues par un lien au niveau du genou. Ceci fait, on n'a plus qu'à pratiquer l'élévation du

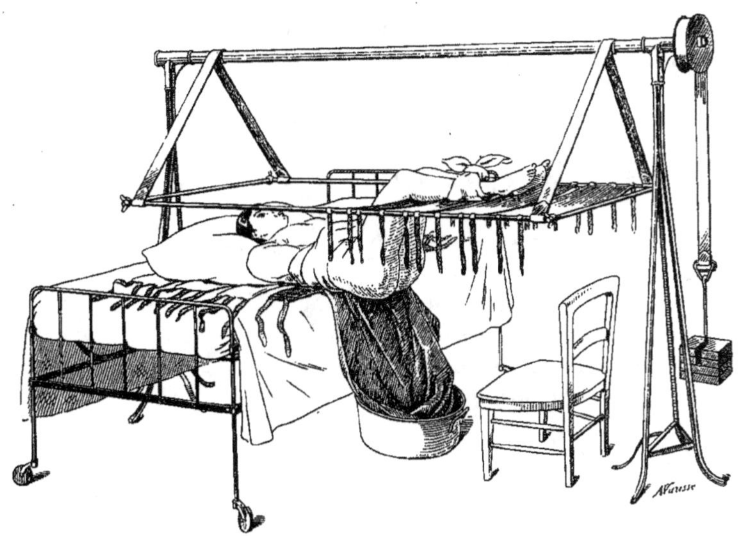

Fig. 23. — Disposition du lit Herbet pour pratiquer le curettage chez une femme ayant subi la symphyséotomie.

cadre, qui dans ce mouvement n'entraîne en l'air que les jambes, mettant ainsi à découvert le siège et la vulve, et il est alors possible d'opérer sans avoir à déplacer le bassin.

VII

Il nous reste à examiner quelles sont les suites opératoires, et les soins consécutifs à donner après le curettage.

Après l'opération, la femme ne doit pas être abandonnée, elle doit être surveillée, au point de vue de l'hémorragie, pendant une heure ou mieux deux heures. On doit observer son utérus, constater de temps en temps s'il reste dur, s'il n'y a pas d'écoulement sanguin à travers le tampon à la vulve, si la femme ne présente pas de phénomènes syncopaux. Si l'hémorragie prenait une allure inquiétante grave, il faudrait retirer la mèche de gaze iodoformée, et pratiquer une injection intra-utérine chaude à 48°. On sera rarement dans le cas de pratiquer cette injection. Nous n'avons pas eu à la faire. Mais fréquemment on verra, dans l'heure qui suivra le curettage, la femme être secouée par un frisson des plus violents, accompagné d'élévation de température, et suivi de sueurs abondantes ; puis le calme revient, la malade s'endort, et à son réveil, le plus souvent, l'état général est bon, la température moins élevée, le pouls moins fréquent. Ce frisson et cette élévation de température paraissent bien correspondre à une réinoculation, produite par la curette pendant le curettage.

Au point de vue **des suites du curettage,** on peut diviser les opérées en deux catégories :

1° Celles qui présentent après l'opération une chute de la température et un abaissement du pouls à la normale *définitifs ;*

2° Celles qui continuent à avoir des élévations de température et le pouls fréquent.

1° Chute définitive du pouls et de la température après le curettage. — Dans ces cas, l'action du curettage a été immédiate. Sur les 38 curettages, que nous avons pratiqués dans l'année 1894, nous avons eu 12 fois ce résultat. On trouvera plus loin l'histoire de ces 12 cas.

Mais il sera utile de regarder les trois tracés suivants, pris parmi ces observations, et montrant cette chute brusque et définitive après curettages, pratiqués le troisième, le quatrième et le cinquième jour après l'accouchement.

Sur ces 12 cas à chute définitive, 7 fois l'irrigation continue avait été pratiquée avant le curettage, et nous n'hésitons pas à croire qu'elle a joué un rôle important dans le résultat obtenu.

Dans ces cas de chute définitive, quelle est la conduite à tenir ?

Il faut, vingt-quatre heures après le curettage, retirer la mèche qui se trouve dans l'utérus, et pratiquer une injection intra-utérine, sans qu'il soit utile de placer une nouvelle mèche, ni de pratiquer de nouvelles injections intra-utérines si la température et le pouls restent normaux.

2° Cas dans lesquels après le curettage *la température et le pouls sont encore au-dessus de la normale.*

Deux circonstances peuvent alors se produire, à savoir : tantôt la température reste élevée, mais descend au-dessous du degré atteint avant le curettage ; la chute, au lieu d'être brusque, *est progressive ;* tantôt, au contraire, après le curettage, il se produit une chute, puis *des élévations atteignant ou même dépassant le degré de température observé avant le curettage.*

Notre expérience nous a appris à distinguer nettement ces deux cas, au point de vue du pronostic et de la conduite à tenir.

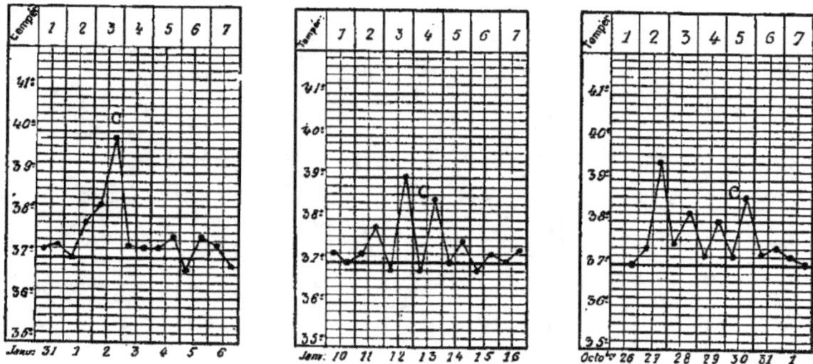

TRACÉ 3. (Obs. VIII, n° 173.)   TRACÉ 4. (Obs. V, n° 48.)   TRACÉ 5. (Obs. XVI, n° 1757.)
Chùte définitive du pouls et de la température après curettage.

On peut ainsi, au type de suite du curettage à *chute définitive,* en joindre deux autres, savoir : *type à chute progressive, type à température ascendante.*

Chute progressive de la température. — Dans ces cas, l'action du curettage a été efficace, puisque la température s'est abaissée, mais sans toutefois retomber immédiatement à la normale. Cette chute se fait progressivement en un, deux, trois, quatre, cinq ou six jours. La caractéristique de ces cas se trouve dans le fait suivant, que la température ne remonte pas au-dessus du point atteint avant le curettage.

Cette chute progressive pourrait peut-être trouver son explication dans le fait d'une élimination lente de poisons déjà absorbés avant l'intervention locale, qui en a tari la source.

Sur les 38 curettages de notre statistique, 11 fois la chute de la température s'est accomplie d'une façon progressive, savoir :

$$5 \text{ cas} \quad \text{en} \quad 1 \text{ jour.}$$
$$4 \; [\!-\!] \quad \text{en} \quad 2 \text{ jours.}$$
$$1 \; - \quad \text{en} \quad 3 \; -$$
$$1 \; - \quad \text{en} \quad 6 \; -$$

Voici 3 exemples de chute progressive de température, en un jour, deux jours, trois jours.

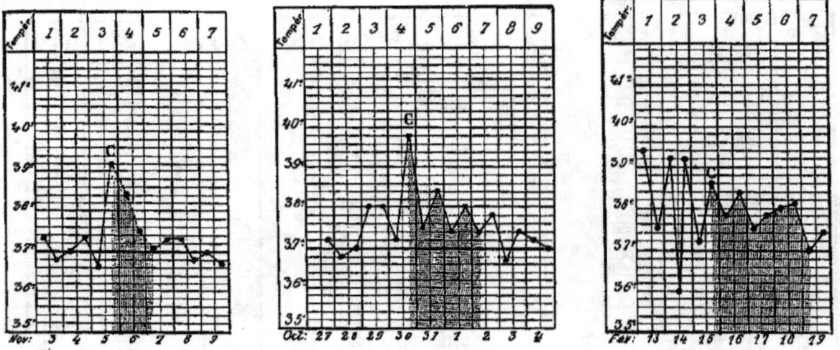

Tracé 6. (Obs. XIX, n° 1811.)   Tracé 7. (Obs. XXIV, n° 1765.)   Tracé 8. (Obs. XXVI, n° 252.)

Chute progressive de la température.

Lorsque la chute de la température affecte cette marche, il faut, toutes les vingt-quatre heures, aussi longtemps que la température reste au-dessus de la normale, pratiquer une injection intra-utérine.

Jusqu'ici les suites du curettage sont assez simples, et son efficacité est certaine, puisque la température tombe, soit brusquement, soit progressivement à la normale. Or, c'est le cas le plus fréquent, puisque sur 38 cas nous avons eu 12 cas de chute définitive et 11 cas de chute progressive, soit 23 cas.

Il nous reste maintenant à examiner les cas où le curettage est suivi d'ascension de la température.

Type ascendant. — Dans ces cas, on peut distinguer plusieurs variétés. L'ascension de la température se fait au-dessus du point

atteint avant l'opération, environ vingt-quatre heures après, ou
bien un nombre variable de jours après le curettage.

Cette ascension de la température peut avoir été précédée d'une
chute momentanée, ou bien peut s'élever directement, progressivement. Quel que soit le jour, après le curettage, que se produise
cette ascension de la température, elle témoigne d'une réinfec-
tion, ou d'une désinfection imparfaite. On doit toujours se
demander si le curettage a été suffisant; on sait que théoriquement il ne peut être pratiqué d'une façon complète.

Aussi est-il sage, quand dans les suites du curettage on trouve
une réascension persistante de la température, de pratiquer un
nouveau curettage. Il arrivera que dans cette nouvelle opération, pratiquée même longtemps après (onzième jour dans
le tracé n° 10), la curette ne ramènera rien, et on aura obtenu
pourtant la chute de la température.

Dans ce type ascendant, nous avons donc rencontré l'ascension de la température brusque, progressive ou tardive. Il nous
reste à voir ce qui se passe après cette ascension.

Après cette nouvelle ascension, comme dans les cas sans
réascension, nous trouvons les mêmes catégories de cas, c'est-
à-dire que la nouvelle ascension de la température est suivie
tantôt d'une chute définitive, tantôt d'une chute progressive,
tantôt enfin, et ce sont les cas devant lesquels on est désarmé,
il se produit une ascension progressive.

En résumé, nous avons :

| Type à température ascendante | précoce des deux ou trois jours suivant le curettage / tardive | suivis de : | chute définitive. chute progressive. ascension progressive. |

Voici deux exemples de *réascension suivie de chute définitive* après un deuxième curettage pratiqué le quatrième et
le onzième jour des suites de couches (Tracés n°ˢ 9 et 10,
(V. p. 80).

Dans l'un (n° 9), la température, le lendemain du curettage,
remonte à quelques dixièmes de degré au-dessus de la température préopératoire. Il s'agit donc d'une réascension précoce.
Dans le deuxième cas (n° 10), il se produit une réascension le
dixième jour, qui atteint à peu près le degré de température

constaté avant le curettage, qui avait eu lieu cinq jours auparavant : il s'agit donc d'une réascension tardive. Dans les deux
cas, le deuxième curettage est suivi d'une chute définitive de la
température.

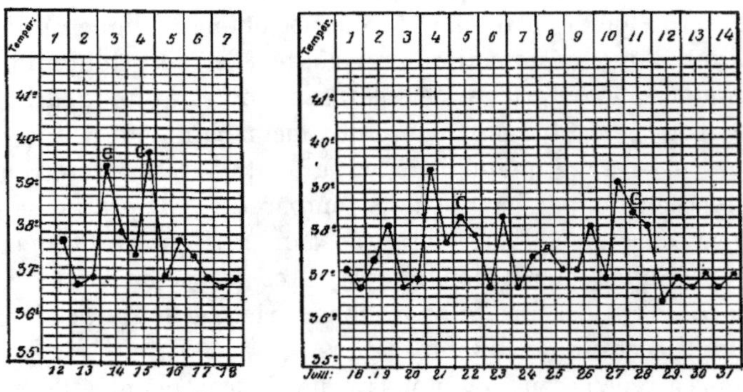

TRACÉ 9. (Obs. XXX, n° 2028.)   TRACÉ 10. (Obs. XXIX, n° 1135.)
Réascension suivie de chute définitive.

D'autres fois, après la réascension de la température, on constate une *chute progressive* de celle-ci, comme dans le tracé suivant (Tracé n° 11).

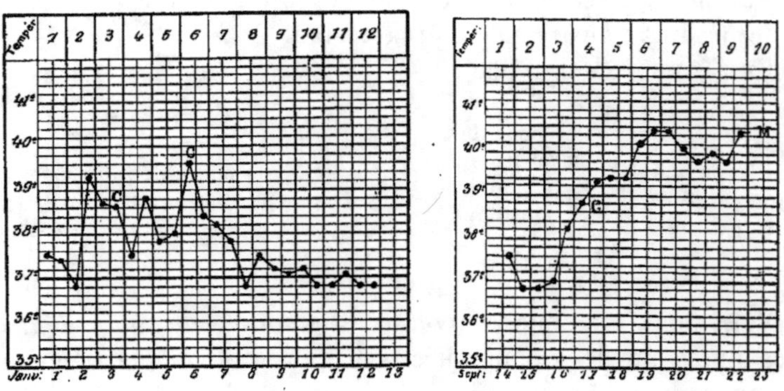

TRACÉ 11. (Obs. XXXIII, n° 2139.)   TRACÉ 12. (Obs. III, n° 1490.)
Réascension suivie de chute progressive.   Ascension progressive.

Le sixième jour, la température s'élève, on pratique un
deuxième curettage, et la chute s'accomplit progressivement.
Enfin, dans d'autres circonstances, la température, quelle que

soit l'intervention locale, *monte progressivement* jusqu'à la mort, comme dans le tracé n° 12.

L'infection est alors généralisée, et ne peut être atteinte par l'action locale.

En dehors de ces cas bien nettement définis, on peut rencontrer des infections persistantes, des élévations de température irrégulières, témoignant de complications locales. Ces cas évoluent vers la chronicité.

Quelle est la conduite à tenir dans les cas que nous venons de décrire, à température ascendante ?

Lorsque, le lendemain, ou les jours qui suivent le curettage, la température s'élève au-dessus du point où elle était avant l'opération, il faut pratiquer un deuxième curettage. Le curettage, tel que nous le pratiquons, sans chloroforme, peut très bien, pour la malade et son entourage, ne pas présenter plus d'importance qu'un simple pansement. L'ascension, qui indique ce deuxième curettage, doit être au-dessus de la température observée avant la première opération. Nous avons vu au paragraphe précédent que, si cette ascension est au-dessous de la température qui précédait la première opération, une simple injection intra-utérine suffit.

Si ce deuxième curettage est suivi de chute définitive de la température, on pratiquera une injection intra-utérine, lorsqu'on enlèvera la mèche, vingt-quatre heures après l'opération. Si la chute est progressive, on pratiquera des injections intra-utérines toutes les vingt-quatre heures, jusqu'au retour à la température normale.

Si la température est ascendante après ce deuxième curettage, il faudra installer l'irrigation continue, moins pour l'action locale qu'elle produit, que pour son action générale. Si cela ne réussit pas, il faut ne plus avoir d'espoir que dans la résistance de l'organisme, qu'il faut vigoureusement soutenir, et dans la sérothérapie qui nous est annoncée.

Mais, en somme, on peut lutter efficacement par l'action locale. Car, si on regarde les résultats obtenus, sur 38 curettages pour infection, nous avons eu 23 fois une action incontestable avec chute définitive ou progressive de la température. Il reste donc 15 cas dans lesquels l'action du traitement n'a pas été immédiate.

Sur ces 15 cas il y a 4 cas de mort. Sur ces 4 cas, l'un est

imputable à un accident imprévu, emportant immédiatement
la malade (entrée de l'air dans les veines). Un autre a été suivi
de mort au vingt-huitième jour, très longtemps après une
chute définitive de la température. Il reste donc 2 cas de mort
où l'infection profonde a résisté aux moyens locaux.

En dehors de ces 4 cas, il reste donc 11 observations dans
lesquelles, après ascension de la température, on a obtenu soit
une chute définitive, soit une chute progressive, mais la guérison.

En résumé, la connaissance exacte des circonstances, qui pré-
cèdent ou accompagnent le curettage, permet de suivre une conduite rationnelle, dont nous avons essayé de tracer la marche.

VIII

Accidents du curettage. — On peut observer pendant le curettage les différents accidents que nous avons étudiés à propos de
l'injection intra-utérine, qui sont, comme nous l'avons dit, les
accidents pouvant accompagner toutes les interventions intra-
utérines.

Dans la série de curettages dont nous donnons les observations,
nous n'avons eu à noter que quelques hémorragies sans importance, pendant le curettage, surtout à l'époque où nous le pra-
tiquions sous chloroforme, et enfin un accident grave mortel,
dû à la pénétration d'air dans les sinus utérins, dans les veines
utérines et dans la veine cave.

Nous n'avons trouvé d'explication à cet accident que dans
la précocité de notre intervention le deuxième jour. Bien que
nous ayions pratiqué quelques autres curettages à ce deuxième
jour, sans incidents, nous croyons prudent de ne le pratiquer
à l'avenir que le troisième jour, alors que les caillots qui
obturent les orifices veineux auront acquis plus de consistance,
et courront moins de risque d'être détachés par la curette, du
moins dans leur partie profonde. Cette façon de faire permettra
aussi de limiter le nombre des interventions avec la curette,
qui serait considérable, si l'on opérait le premier ou le deuxième
jour, à la première alerte, alors qu'une simple injection intra-
utérine peut se montrer suffisante.

L'accident mortel que nous avons eu nous a conduit aussi à ne plus maintenir pendant l'opération le col avec deux pinces, l'une sur la lèvre antérieure, l'autre sur la lèvre postérieure du col. Cette manœuvre avait été faite d'une façon isolée dans cette seule observation, et elle avait eu pour conséquence un incident qui avait passé inaperçu, mais qui est revenu à notre esprit, quand nous avons connu la cause probable de la mort. Lorsque les deux pinces placées sur les lèvres du col avaient été écartées l'une de l'autre, on a pu percevoir un sifflement causé par un appel d'air dans la cavité utérine. Est-ce là la cause de l'introduction d'air dans les veines? nous l'ignorons, mais en tous cas il vaut mieux ne pas créer cette disposition favorable.

La perforation de l'utérus, produite avec la sonde dans les injections intra-utérines, est aussi à craindre pendant le curettage, ainsi qu'on en a publié des observations. Cette perforation est surtout à craindre quand on opère en dehors des conditions que nous avons indiquées, c'est-à-dire lorsqu'on porte la curette dans un utérus à terme ou avant terme, mais contenant encore du placenta. La curette se perd dans le tissu mou et friable des cotylédons, et nous savons que dans l'utérus, qui contient encore le placenta, la paroi utérine se trouve très amincie au niveau de l'insertion placentaire, par conséquent dans de bonnes conditions pour être perforée. Cette perforation a d'autant plus de chances d'être faite que la curette sera tranchante. Nous avons nettement spécifié plus haut qu'il fallait se servir d'une curette mousse. Dans ces conditions, la perforation devient peu probable; il suffit, pour s'en convaincre, de regarder sur les figures 9, 15 et 16, pour voir l'épaisseur de la paroi utérine, et se rendre compte de la violence qu'il faudrait exercer pour la perforer pendant le raclage. Tout au plus, la perforation serait-elle à craindre, et encore si l'on agissait avec violence, au moment de l'introduction de la curette. Il arrive en effet, fréquemment, que celle-ci se trouve arrêtée au niveau de l'orifice interne de l'utérus contracté, alors qu'elle a franchi sans difficultés le col béant. Il faut ne pas vouloir introduire la curette quand même, et savoir attendre, quelquefois plusieurs minutes, que l'utérus soit relâché, et alors la curette doucement conduite est véritablement aspirée par la cavité utérine, dans laquelle on la dirige jusque vers le fond, avant de commencer toute manœuvre de raclage. On a de la sorte exploré son terrain, et on peut y agir en toute sécurité. Nous estimons qu'avec toutes ces précautions le curettage, pratiqué le troisième jour seulement des suites de couches, avec une curette mousse, doucement dirigée *dans un utérus vide de son placenta*, ne présente aucun des dangers qu'on lui a attribués et doit être pratiqué, moins avec la crainte de perforer l'utérus qu'avec celle de le nettoyer d'une façon insuffisante.

CHAPITRE IV

LE TRAITEMENT MÉDICAL

I

Avant que le traitement local de l'infection puerpérale ait pris l'importance qu'on lui accorde aujourd'hui, les efforts de la thérapeutique se portaient à combattre les symptômes, non pas dans les premières heures, mais dans les périodes avancées de l'infection. En somme, on était sans action, et la guérison s'opérait d'elle-même, quand la virulence de l'agent infectant n'était pas trop considérable, ou surtout quand l'organisme était assez vigoureux pour résister efficacement, et la thérapeutique, alors employée, était faite plutôt pour affaiblir cette résistance que pour l'augmenter.

Sans remonter trop loin dans l'histoire du traitement médical de la fièvre puerpérale, à l'époque où les conceptions les plus bizarres avaient cours sur sa pathogénie, il suffit de regarder quelques années en arrière, au temps dont la génération actuelle a encore le souvenir, alors même que l'idée d'empoisonnement, de germe infectieux commençait à se dessiner, pour voir que le traitement médical, prescrit dans les premières heures, était inutile ou dangereux.

Suivons le traitement imposé à l'accouchée, avant l'anti-sepsie.

Après un accouchement, non précédé de toilettes vulvaires ou vaginales, alors que, pendant le travail, différents examens avaient été pratiqués avec les doigts enduits de cérat ou d'huile quelconque, la toilette des mains n'étant faite, bien entendu, qu'après l'examen, la femme était soumise à une diète rigoureuse. Pendant cette diète, on ne permettait qu'une petite quantité de lait ou de bouillon, une tisane ; cette diète devait être prolongée jusqu'à la disparition de la fièvre de lait, qui ne manquait pas de se produire : résultant des manœuvres infectantes de l'accouchement, se développant chez un sujet surmené par la grossesse et par les fatigues de la période de travail, avec, dans les suites de couches, une alimentation insuffisante. Cette conduite ne pouvait que créer les conditions les plus favorables au développement de l'infection. Cette pratique n'est pas très ancienne, et les mères de nos accouchées actuelles voient encore avec étonnement qu'elle n'est plus suivie.

Fort heureusement, en dépit de cette thérapeutique, en dehors des épidémies si meurtrières de fièvre puerpérale, le plus souvent les accidents s'arrêtaient à cette fièvre de lait. Cela veut dire que, le plus souvent, l'agent infectieux n'était pas très virulent, et que l'organisme de la femme résistait, malgré ce que l'on faisait pour l'en empêcher.

Lorsque la fièvre de lait persistait, ou lorsqu'elle disparaissait sous des phénomènes plus bruyants, on prononçait dans la famille le mot de fièvre puerpérale, pendant que le médecin diagnostiquait péritonite, phlébite ou lymphangite puerpérale.

Nous ne voulons pas entrer ici dans le détail de la thérapeutique employée suivant les diverses formes observées, nous nous contenterons d'en signaler les principaux agents :

1° La saignée générale avait été abandonnée, et remplacée par les saignées locales — sangsues ou ventouses scarifiées dans les régions douloureuses du ventre ;

2° Les vésicatoires ;

3° Les applications réfrigérantes sur le ventre ;

4° Les bains tièdes d'un usage peu répandu ;

5° Les injections vaginales timidement conseillées, et faites avec une décoction de guimauve, ou de racines de pavots, d'eau alcoolisée ou d'alcool camphré, en cas de fétidité des lochies.

Voilà pour le traitement externe.

A l'intérieur, on prescrivait fréquemment l'ipéca, des purgatifs s'il y avait de la constipation les opiacés et la médication mercurielle.

Cette médication mercurielle devait être poussée jusqu'à la salivation, elle comprenait des onctions d'onguent mercuriel sur le ventre, et, par-dessus cette onction, on plaçait un cataplasme ou une vessie de glace.

Le sulfate de quinine, quoique discuté, était généralement administré matin et soir.

Enfin, les toniques, l'alcool, le quinquina.

Telle était la médication employée dans la péritonite, et conseillée par M. Hervieux (1870). Cette thérapeutique est encore celle que l'on suit dans ses grandes lignes, à l'heure actuelle, lorsque les accidents infectieux ont acquis ce degré d'intensité, lorsque l'infection généralisée est hors d'atteinte des moyens dont nous disposons pour nous attaquer à elle-même. Nous n'avons aujourd'hui, dans ces circonstances, gagné sur nos prédécesseurs que le découragement, venant de notre impuissance à atteindre l'ennemi que nous connaissons et qui leur était mystérieux.

II

Le **traitement médical actuel**, s'il ne diffère que peu du traitement ancien, en ce qui concerne les accidents graves de l'infection généralisée, s'en éloigne complètement dans les premières heures de l'infection, ou même en dehors de celle-ci, alors qu'il s'agit simplement de l'hygiène de la nouvelle accouchée.

Aujourd'hui nous savons que la fièvre, lorsqu'elle survient dans les suites de couches, ne peut être que le fait d'une infection ; nous n'avons plus à obéir à ces craintes qu'avaient nos devanciers au sujet d'un régime réconfortant, pouvant fatiguer le tube digestif et occasionner, sinon produire, l'empoisonnement puerpéral. Ils considéraient l'accouchée comme une malade, nous la considérons comme un sujet bien portant, qui vient d'accomplir un acte physiologique. C'est à ce titre d'abord que l'on a abandonné la diète chez les nouvelles accou-chées. Il n'y a aucune raison pour priver de nourriture, ou même établir un régime spécial, dans cette période, où l'appétit est plutôt exalté par le besoin de réparer la dépense de forces faites pendant le travail, et les fatigues endurées pendant la grossesse. Ce régime ne doit imposer que la sobriété commandée par le séjour au lit.

A l'inverse de ce qui était recommandé autrefois, même et surtout, si la femme a subi pendant le travail des examens suspects, si elle est en imminence d'infection, pendant qu'elle est soumise au traitement prophylactique local, dont nous avons parlé plus haut, elle reçoit une alimentation substantielle, qui doit être limitée à la tolérance individuelle de ce régime. On alimente la femme, non seulement en vue de réparer les forces dépensées, mais aussi pour préparer la résistance de l'organisme à l'infection menaçante, et l'on s'efforce ainsi de créer à cette infection un terrain défavorable.

Le traitement médical actuel de la nouvelle accouchée doit comprendre, à côté de ce régime réconfortant, l'emploi modéré des toniques : alcool, Bagnuls. Toutefois, chez les femmes ayant subi des hémorragies graves, ayant ou non été soumises à des examens suspects, l'anémie consécutive à ces hémorragies crée un terrain favorable, de moindre résistance à l'infection. On peut et on doit stimuler plus énergiquement, recourir plus largement à l'alcool, qui, du reste, dans ces circonstances se trouve particulièrement bien supporté, même à des doses qui, en temps ordinaire, paraîtraient considérables. L'excitation consécutive est préférable à la dépression avec tendances syncopales qui accompagne les grandes pertes de sang.

Après les hémorragies sérieuses, alors que le pouls est petit, accéléré, dépressible, non seulement au point de vue du traitement de cette anémie, et des conséquences qu'elle peut entraîner, mais aussi en prévision de la résistance à donner au terrain contre l'infection, il faut avoir recours à deux moyens qui fournissent d'excellents résultats : les inhalations d'oxygène, et les injections de sérum salé.

Sous l'influence des inhalations d'oxygène, le pouls se relève, l'état de dépression s'atténue, mais cet effet n'est pas durable. Il n'est que passager. Aussi a-t-on de sérieux avantages à défendre contre les effets de l'infection la femme qui a perdu du sang, en la soumettant aux injections de sérum salin.

Ces injections sont pratiquées depuis 1893 à la clinique Baudelocque ; elles ont d'abord été pratiquées sur la prescription du Dr Segond, chez les femmes présentant du choc opératoire : on se servait alors d'un sérum artificiel, dont la composition très concentrée permettait d'en faire usage sous un petit volume. Mais chez les femmes anémiées, il ne s'agissait pas seulement de produire une excitation, mais aussi de remplacer dans l'économie une certaine quantité du liquide perdu par l'hémorragie, et de ramener aux conditions normales la masse totale du sang. L'eau salée, dans les proportions indiquées par le professeur Hayem, remplissait bien ces conditions. Ces injections de sérum furent pratiquées dans le tissu cellulaire sous-cutané, et ce qui était beaucoup plus simple que les injections intra-veineuses. Le liquide, eau bouillie, contenant par litre 7 grammes de sel marin, est d'une préparation très facile.

Quant à l'injection, elle est pratiquée dans la fesse avec l'appareil Potain, armé d'un fin trocart. En pratique, cette injection peut être faite avec un trocart de trousse, un siphon, un entonnoir, un bock à injection qu'il suffit d'élever à un mètre[1].

La quantité de liquide à injecter peut, sans inconvénients, être portée à un litre dans les vingt-quatre heures, par injections de 200 grammes. Il se produit, au moment de l'injection, une bosse assez volumineuse, mais qui se résorbe dans la demiheure qui suit. Ces injections n'ont, comme inconvénients, que d'être assez douloureuses par la distension du tissu cellulaire, pendant que se forme la boule d'œdème. Leur effet est immédiat, le pouls affaibli se relève, devient plus plein, la pâleur diminue, les tendances syncopales cessent.

Ces injections de sérum salé ne sont pas, à proprement parler, dirigées contre l'infection puerpérale elle-même, et leur action vis-à-vis de l'agent infectieux n'est pas démontrée.

De Swiecicki (de Posen)[2], dans un cas de septicémie grave, obtint la guérison en faisant absorber à sa malade un litre de

---

[1] Varnier a cherché à établir le temps que met 1 litre d'eau à pénétrer dans le tissu cellulaire sous-cutané, dans une injection faite au moyen du petit trocart de trousse, mis en communication avec un entonnoir. En élevant le réservoir à 2 mètres, l'injection de 250 grammes met dix minutes pour pénétrer. Avec l'appareil Potain et l'aiguille n° 2, en trois coups de piston on fait pénétrer 100 grammes de liquide en deux minutes. (Cours d'accouchement à la Faculté, 1895).

[2] Mémoire analysé dans la *Gazette hebdomadaire*, 1891, p. 116.

solution salée d'abord toutes les heures, puis toutes les deux ou trois heures, au moyen de la sonde stomacale. Cet auteur. avait eu recours à ce traitement pour obtenir l'élimination des toxines, signalées par Bourget dans les urines chez les femmes atteintes de fièvre puerpérale (Thèse de Lausanne, 1887). Dastre et Loye avaient songé à lutter expérimentalement contre l'intoxication, en injectant de l'eau salée dans les veines, les résultats expérimentaux montrèrent une augmentation de la diurèse, sous l'influence de ce qu'ils nommèrent « l'irrigation de l'organisme » (*Arch. de physiologie*, 1888). M. Bouchard, MM. Roux et Yersin n'obtinrent pas de résultats chez des lapins et des chiens infectés, et traités par le procédé de Dastre et Loye. Sahli (de Berne) employa avec succès des injections sous-cutanées de sel marin en solution à 7 p. 1.000, chez les urémiques et chez les typhiques. C'est en s'appuyant sur ces résultats que de Swiecicki avait prescrit l'ingestion stomacale. Mais il ajoutait dans une note que, s'il y avait de l'intolérance stomacale, on pourrait faire l'injection salée dans le tissu sous-cutané ou dans les veines.

Cette idée d'introduire dans l'organisme infecté une grande quantité d'eau est assez ancienne, et M. le professeur Hayem, dans son livre sur le traitement du choléra, cite Rougnon de Magny, qui, en 1784, faisait, dans les vingt-quatre heures, ingurgiter un grand baquet plein d'eau à des cholériques ; cette méthode de traitement fut reprise avec succès en 1848. Dès 1830, en Russie, on avait pratiqué des injections dans les veines dans le même but. Elles furent méthodiquement employées par M. Hayem, pendant l'épidémie de choléra de 1884.

M. Hayem a établi expérimentalement la quantité de liquide, qu'on pouvait faire pénétrer dans l'organisme. Sur des chiens non saignés, dont, par conséquent, le système circulatoire était plein, on put injecter une quantité d'eau distillée s'élevant du vingtième au douzième du poids du corps. Ces injections ne provoquaient que de l'hémoglobinurie passagère avec ou sans hématurie. La conclusion de ces expériences est qu'on peut doubler la masse totale du sang avec de l'eau, en ne produisant que des troubles rénaux passagers sans importance, et qu'on peut injecter une quantité d'eau égale à la moitié de cette masse sans aucun inconvénient. (HAYEM, *Traitement du choléra*, p. 42.) La mort n'est survenue que chez les animaux qui avaient reçu en une heure une quantité d'eau représentant deux fois et demie la masse totale du sang. Mais il ne faut pas oublier qu'on opérait sur des animaux dont le système vasculaire était déjà plein.

La question du traitement de la septicémie post-opératoire par les injections intra-veineuses de sérum salé vient d'être agitée de nouveau devant la Société de Chirurgie (janvier 1896). M. Michaux, M. Lejars (*Presse Médicale*, 1er janvier 1896) recommandent les injections intra-veineuses abondantes, de 4, 5 ou 6 litres dans les vingt-quatre heures.

Il est incontestable que ces injections agissent sur le terrain menacé par l'infection en le rendant plus résistant, en relevant d'une façon marquée l'état général. Leur mise en pratique est des plus simples : on peut toujours se procurer de l'eau bouillie et salée ; tout médecin possède un appareil Potain ou, à son défaut, il peut installer un appareil à siphon, armé du trocart de sa trousse. L'injection sous-cutanée est d'une exécution beaucoup plus facile que l'injection intra-veineuse, qui peut toujours exposer aux accidents graves consécutifs à l'introduction d'air dans les veines.

En résumé, chez la femme qui vient d'accoucher, le régime actuel doit comprendre une alimentation ordinaire, tonique, et doit chercher à relever l'état général par l'alcool, l'oxygène, les injections de sérum, pendant qu'on se prépare à attaquer l'infection localement avec vigueur dès ses premières étapes.

Lorsque l'infection n'a pas été traitée énergiquement dans les premières heures, quand sa virulence ou les conditions défavorables du terrain sur lequel elle évolue font que le traitement local n'a pas donné de résultats, si enfin on est appelé à intervenir trop tard, on se trouve en présence des accidents graves d'autrefois; alors, ainsi que nous l'avons fait déjà remarquer, le traitement médical diffère peu de celui qui était alors institué. On a pourtant proposé, dans ces cas graves, deux méthodes nouvelles de traitement : la médication par les bains froids et la production d'abcès artificiels.

La médication par les bains froids étant employée dans la thérapeutique de différents états infectieux, surtout de la fièvre typhoïde, il était tout indiqué de songer à ce mode de traitement dans l'infection puerpérale. Employé dès 1883 à Lyon, dans le service du Dr Vincent, son usage ne s'est pas généralisé. Dans une thèse récente (Paris, 1895), Desternes a réuni quinze observations. Cette méthode, dans les cas les plus graves, paraît avoir amené assez souvent un abaissement de la température, et à sa suite une sensation de bien-être chez la malade, qui mérite d'être prise en considération.

L'action du bain froid à 25° ou progressivement abaissé jusqu'à cette température, ou au dessous, a pour effet de lutter contre l'adynamie, que peuvent présenter les malades dans les dernières périodes de l'infection. Ce réveil de la résistance de l'organisme, cette réaction semblent, dans les observations, n'agir que d'une façon momentanée ; mais, à ce point de vue seul, bien que nous n'ayions pas eu occasion d'employer ce mode de traitement, il nous semble qu'il mérite d'être pratiqué. Toutefois, avec l'irrigation continue intra-utérine, nous avons obtenu des effets analogues, tant au point de vue du relèvement de l'état général, qu'au point de vue du soulagement manifesté par les malades, et l'irrigation continue présente sur les bains froids cet avantage d'agir en même temps localement sur la source toujours active de l'infection, sans exiger les manipulations exercées sur la malade par le transport du lit dans le bain.

Dans un mémoire[1] paru en 1891, et à la session d'avril 1892 de la Société obstétricale de France, M. le professeur Fochier, de Lyon, proposait de traiter la septicémie puerpérale par la provocation d'abcès artificiels.

« Dans quelques cas de fièvre puerpérale, dit-il, avec état général grave, s'il survient en divers points du corps, dans la mamelle, dans une articulation, une inflammation qui suppure, j'ai souvent vu la gravité de la maladie s'atténuer, puis la malade guérir.

« D'autres fois, inversement, il se faisait à la périphérie, soit aux avant-bras, soit aux mollets, des fluxions phlegmoneuses qui n'aboutissaient pas à la suppuration. Le pronostic pouvait alors être considéré comme fatal.

« J'en ai conclu, très grossièrement, paraît-il, que l'épuration du sang pouvait se faire par le moyen d'une large poche abcédée, et qu'à défaut de cette suppuration salutaire le sang resté chargé d'humeurs mauvaises, humeurs peccantes, pour

---

[1] FOCHIER, *Lyon médical*, août 1891.

parler comme autrefois, qui, séjournant dans le torrent circulatoire, continuaient d'empoisonner l'organisme et tuaient la malade. » (*Bulletin de la Société obstétricale*, 1892.)

Ces abcès ont été provoqués au moyen d'injections sous-cutanées, d'abord au sulfate de quinine, plus tard au nitrate d'argent, et en dernier à l'essence de térébenthine.

M. Fochier réserve ce traitement aux cas graves, alors que les moyens locaux ont été épuisés.

A la même séance de la Société obstétricale, M. Thierry, de Rouen, déclarait avoir eu l'idée d'une méthode analogue, dont il avait obtenu depuis 1888 des résultats assez encourageants.

Ces deux auteurs ajoutaient que l'abcès, une fois produit, ne devait être incisé que le plus tard possible, et alors remplacé par un nouvel abcès artificiel.

Cette méthode a jusqu'ici rencontré peu de partisans, elle repose sur une hypothèse, à l'appui de laquelle il n'a pas été donné de démonstrations expérimentales [1].

Les résultats cliniques apportés ne sont peut-être pas suffisants pour vaincre la répugnance que l'on éprouve à appliquer une thérapeutique aussi douloureuse, chez une femme déjà épuisée par plusieurs jours de lutte contre son infection.

En résumé, dans la période des accidents graves de l'infection généralisée, on en est réduit à la thérapeutique symptomatique, qui existait avant l'antisepsie, avec, en plus, la préoccupation constante de ne rien faire, d'une part, qui puisse affaiblir l'organisme, en s'efforçant, d'autre part, de rendre celui-ci plus résistant, et de le soutenir par tous les moyens contre l'agent infectant qu'on ne peut plus atteindre.

---

[1] Nous trouvons dans le *Bulletin médical* du 18 décembre 1895, une analyse d'un travail italien, de G. Pinna, de la *Gaz. de Osped.*, n° 129, 1895. L'auteur déclare avoir obtenu de bons résultats dans une pneumonie apyrétique à diplocoques, chez un homme de cinquante-cinq ans, en injectant sous la peau 1 centimètre cube d'essence de térébenthine. Il a profité de cette observation pour établir quelques expériences. Il se produisit un abcès au point de l'injection, et l'on put recueillir 50 centimètres cubes de pus, parfaitement stérile, où l'étude microbiologique ne révéla aucune espèce microbienne, ni à l'examen direct, ni à la culture.

En injectant successivement, à plusieurs reprises, et à trois lapins, d'une part, du pus recueilli dans l'abcès du malade, et, d'autre part, une petite quantité de pus pneumonique, M. Pinna a vu ces animaux survivre et se bien porter durant tout un mois, quand une même quantité de pus pneumonique, introduite sans injection préalable du pus de l'abcès artificiel, tuait le lapin en trente-six heures de septicémie pneumococcique aiguë. Suivant l'auteur, la méthode de Fochier paraît donc agir en développant, au niveau de l'abcès artificiel, une substance antitoxique spéciale.

III

La sérothérapie. — Considérations générales. — La thérapeutique de l'infection puerpérale est entrée depuis l'année 1895 dans une nouvelle voie. Nous sommes dans une période d'expérimentation, où l'on cherche si l'infection puerpérale pourrait, comme l'infection diphtérique, être combattue, par l'introduction dans l'organisme, de sérum provenant d'animaux vaccinés.

Il nous paraît utile, au commencement de cette ère nouvelle, d'examiner les données du problème, et de chercher à fixer le point de départ de cette nouvelle thérapeutique. La clinique pourra ainsi guider la microbiologie, et il y aura peut-être, de cette façon, du temps gagné pour l'évolution du progrès, qui est en voie de s'accomplir.

Le point de départ des recherches actuelles est le suivant :

L'infection puerpérale est causée le plus souvent par le streptocoque, introduit dans l'organisme par l'utérus.

Le sérum d'animaux vaccinés contre le streptocoque est-il capable d'arrêter la pullulation microbienne et de neutraliser les poisons microbiens chez le sujet infecté, peut-il, par sa présence, rendre inactifs ces microbe?

La solution de ce problème comporte d'autres conséquences que la guérison du petit nombre de femmes qui succombent à l'heure actuelle du fait de l'infection puerpérale. La question embrasse toutes les affections où se montre le streptocoque, et elles sont nombreuses, car, ainsi que le fait remarquer Widal, par son ubiquité, et par la variété des lésions qu'il occasionne, il mérite bien l'appellation spirituelle de Peter : « le microbe à tout faire ».

Dans cet article du traité de médecine, portant comme titre un nom nouveau dans la nosographie, *streptococcie*, Widal nous montre le polymorphisme des lésions déterminées par le streptocoque sur tous les organes, sa présence dans presque toutes les infections, où il peut arriver à masquer même l'agent pathogène véritable, sa fréquence telle qu' « il n'est guère d'être humain qui n'ait eu à en souffrir dans le cours de son existence ».

Dans cette étude générale de la streptococcie, Widal nous fait suivre les étapes lymphatiques de l'infection[1], qui, après effraction de la peau ou des muqueuses, pénètre dans l'économie. Cette « frontière épidermique ou épithéliale » franchie, le microbe se trouve dans le tissu conjonctif, « où peut se livrer déjà entre microbes et cellules un combat dont le résultat est la plaque érysipélateuse ».

Cette plaque érysipélateuse est donc bien le premier degré de l'infection, la localisation pure. Mais, soit secondairement, soit primitivement, le streptocoque « brûle cette première étape » en pénétrant dans les lymphatiques, dans leurs réseaux, leurs troncs ou leurs ganglions, donnant lieu aux *lymphangites réticulaires, tronculaires, ou ganglionnaires*.

Et alors, ou bien la réaction ganglionnaire est suffisante et l'infection reste localisée, ou bien on peut voir, suivant la formule de M. Chauffard : réaction réticulaire et tronculaire légère, réaction ganglionnaire moyenne, réaction septicémique intense, infection généralisée à laquelle succombe le malade.

Entre ces deux points extrêmes : érysipèle et septicémie, se placent une série de manifestations, de lésions, sous la dépendance du streptocoque : les suppurations, les exsudats séro-fibrineux, les fausses membranes fibrineuses, les hémorragies d'origine infectieuse, des érythèmes, des endocardites, des artérites, la phlegmatia alba dolens, des déterminations viscérales.

« Ces diverses altérations, on peut les trouver en plus ou moins grand nombre chez le même individu. De toutes les maladies, l'infection puerpérale est celle qui réalise le mieux la synthèse des diverses lésions à streptocoques. Elle est la maladie de choix, pour quiconque veut étudier le rôle du streptocoque en pathologie. Chez la nouvelle accouchée, ce microbe peut déterminer des suppurations localisées ou généralisées, aiguës ou chroniques, des fausses membranes fibrineuses, de la phlegmatia, des septicémies bénignes ou graves, aussi bien que l'érysipèle. » (*Traité de Médecine et de thérapeutique*, t. I, avril 1895, p. 522.)

Il nous reste à examiner ce que l'on a tenté contre l'infec-

---

[1] Voir aussi CHAUFFARD, Les étapes lymphatiques de l'infection. *Sem. médic.*, 4 juillet 1894. — P. ACFALME, *Considérations pathogéniques sur l'Erysipèle, ses formes et ses complications. Essai sur la virulence du streptocoque.* Thèse Paris, 1893.

tion streptococcique, aux deux extrêmes de son action sur l'économie, sur la plaque érysipélateuse d'une part, où elle peut rester cantonnée au niveau de sa porte d'entrée, dans l'infection puerpérale, d'autre part, où par la large porte d'entrée utérine elle pénètre dans l'économie tout entière.

Dès 1888 (*Comptes rendus de l'Académie des Sciences*), MM. Richet et Héricourt indiquaient la voie à suivre par leur travail *Sur un microbe pyogène et septique, et sur la vaccination contre ses effets.*

Dans ces dernières années, un certain nombre de recherches ont été entreprises, en vue d'immuniser les animaux contre l'action du streptocoque. Nous ne saurions ici entrer dans l'analyse de ces différents travaux, dont on trouvera la nomenclature dans le mémoire récent de M. Marmorek, cité plus loin, et dans le travail de M. Widal, sur *la streptococcie.*

C'est en 1895 que les tentatives d'immunisation contre l'infection streptococcique, tentées jusque-là contre les animaux seulement, ont été appliquées à l'homme. Nous examinerons plus loin les résultats cliniques, obtenus depuis quelques mois, dans les premières tentatives de sérothérapie de l'érysipèle et de l'infection puerpérale, mais nous devons commencer par étudier les faits expérimentaux récents, qui semblent ouvrir une nouvelle voie à la thérapeutique des streptococcies.

L'infection à streptocoques n'est pas comparable à l'infection diphtérique, dont le traitement par la sérothérapie a fourni les beaux résultats que l'on sait. Dans la diphtérie, le microbe est cantonné, localisé dans la fausse membrane, et ne pénètre pas dans l'organisme; il est, suivant l'expression de M. Roux, « en dehors de l'économie ». Ce sont ses produits toxiques qui pénètrent dans l'économie, et c'est contre cette intoxication que le sérum est appelé à agir. Dans l'infection à streptocoques, ainsi que le prouve l'anatomie pathologique, le microbe montre une grande tendance à diffuser, à pénétrer dans tout l'organisme, à l'envahir. S'il est encore localisé dans l'érysipèle, par les réactions lymphatiques qu'il trouve sur son chemin, s'il est encore cantonné à la surface de l'utérus, pendant les premières heures de la contamination, dans l'infection puerpérale, il ne tarde pas à pénétrer par la large porte d'entrée que lui offre l'utérus cruenté, et par les voies lymphatiques béantes, pour envahir l'organisme et l'attaquer par sa propre diffusion, plutôt que, comme cela se passe dans la diphtérie, par la seule diffusion de ses produits solubles. De telle sorte que le streptocoque qui envahit la muqueuse de l'utérus parturient ne peut être considéré de la même façon que le bacille de la diphtérie, qu'on trouve dans la fausse membrane, puisque l'un va pénétrer dans l'organisme, et que l'autre n'y pénétrera pas. De telle sorte que l'infection à streptocoque se différencie, non seulement d'autres infections, mais qu'il y a lieu aussi d'établir des distinctions entre les différentes infections à streptocoques, en faisant intervenir, comme l'a fait Widal, l'influence de la porte d'entrée, qui entraîne comme conséquence : ici l'infection puerpérale, là un érysipèle. On ne peut donc pas conclure d'érysipèle à fièvre puerpérale.

Dans la séance du 23 février 1895, à la Société de Biologie, M. Marmorek faisait l'importante communication suivante :

« L'importance, dit M. Marmorek, en pathologie humaine des affections causées par le streptocoque de l'érysipèle, soit seul, soit associé à d'autres bactéries, a engagé un grand nombre d'expérimentateurs à préparer un sérum antistreptococcique. On a immunisé des animaux contre le streptocoque et essayé si leur sérum était préventif et curatif. Jusqu'ici les résultats obtenus dans cette voie sont peu concluants, parce qu'on est bien loin d'avoir du sérum aussi actif, contre le streptocoque, que ceux essayés contre la diphtérie ou même la pneumonie. On sait, en effet, que la condition essentielle pour préparer un sérum curatif est d'injecter aux animaux déjà immunisés de grandes quantités de cultures très virulentes, ou mieux encore de toxines très actives. Or, tous ceux qui ont expérimenté sur le streptocoque ont appris à leurs dépens combien sa virulence est variable, et combien il est difficile de l'amener à un haut degré d'activité. De plus, lorsqu'on est arrivé à obtenir un streptocoque très virulent, il s'affaiblit bientôt dans tous nos milieux artificiels.

« En faisant passer le streptocoque, un très grand nombre de fois, par l'organisme du lapin, je suis arrivé à lui donner une virulence extraordinaire, au point qu'une culture, injectée sous la peau, tue le lapin en trente heures, à la dose de un cent milliardième de centimètre cube (0,000.000.000.01). Ce microbe, d'une activité si exceptionnelle, conserve sa virulence dans les cultures et produit une toxine bien plus active que celles qu'on a préparées jusqu'ici ; j'espère encore augmenter son énergie.

« Les animaux immunisés qui reçoivent de fortes doses de ce microbe si virulent, ou de la toxine qu'il produit, fournissent un sérum préventif et curatif.

« Les lapins, auxquels on injecte ce sérum quelques heures avant l'inoculation, résistent même à l'inoculation de notre streptocoque très actif ; ceux qui sont inoculés d'abord et traités quelques heures après, survivent aussi. Les effets de ce sérum sont encore plus manifestés, quand on éprouve les lapins avec des streptocoques moins virulents.

« Je ferai bientôt connaître si les effets curatifs du sérum antistreptococcique sont aussi marqués sur l'homme que sur les animaux. »

M. Marmorek, dans les *Annales de l'Institut Pasteur* (juillet 1895), expose dans ses détails la méthode et les résultats expérimentaux.

Le sérum, qui a servi à ces expériences, et c'est là une découverte des plus considérables, a une puissance définie, déterminée, mesurée, très intense. Ce résultat est obtenu en préparant une culture de streptocoques, dont la virulence est progressivement exaltée par le passage successif à travers des organismes de lapin : un premier lapin inoculé meurt, par exemple, en trois jours, un second lapin inoculé avec la même dose d'une culture provenant du premier lapin meurt en dix-huit heures, un troisième lapin, inoculé avec la culture du deuxième, meurt en douze heures. Ces cultures deviennent ainsi suffisamment actives pour que, diluées, elles tuent encore dans un temps donné un animal de poids connu, à la dose de un cent milliardième de centimètre cube, dose qui constitue « la limite physique » à laquelle l'expérimentation a été arrêtée.

On inocule des chevaux avec ces cultures, dont la virulence est déterminée, à des doses d'abord faibles, puis progressivement croissantes, que l'animal supporte de plus en plus facilement, avec des réactions de plus en plus faibles. Au bout d'un temps variable, mais assez long, l'animal est immunisé, on le saigne, on extrait le sérum, qui alors manifeste un pouvoir préventif et un pouvoir curatif.

Il est intéressant, au point de vue qui nous occupe, d'examiner de près les *résultats expérimentaux* de M. Marmorek.

« Le pouvoir préventif du sérum, dit cet auteur, est mesuré sur la quantité nécessaire pour rendre insensible, à l'action d'une dose dix fois mortelle, un lapin de 1.600 à 1.800 grammes, qui l'a reçue douze à dix-huit heures avant l'infection.

« Mais cette action immunisante du sérum est limitée ; si on inocule au-delà d'une certaine limite, la mort sera la règle, alors même que l'on aurait introduit beaucoup plus de sérum dans le corps de l'animal. »

Voilà pour le pouvoir préventif ; au point de vue du pouvoir curatif, voici les remarques faites par M. Marmorek :

« La guérison d'un animal déjà malade est beaucoup plus difficile à obtenir que la préservation.....

« Dans ce cas, pour réussir, il faudra employer beaucoup plus de sérum, et intervenir pas trop longtemps après l'inoculation, sans quoi tous les traitements seront inutiles.

« Mais, après le délai de six heures, toutes les tentatives de curation ont échoué. »

Il ne faut pas oublier qu'on expérimente avec un streptocoque hypervirulent, et M. Marmorek a eu des succès en faisant des injections vingt-quatre ou trente heures après l'inoculation, si celle-ci avait été faite avec des microbes de virulence ordinaire.

Enfin, on sait que l'action nocive du microbe ne se manifeste pas seulement par son énergie à la pullulation, mais aussi par les substances toxiques qu'il sécrète. A ce point de vue, M. Marmorek reconnaît que le sérum dont il dispose ne jouit que d'un pouvoir antitoxique faible.

En résumé, l'action du sérum ayant pour point de départ un microbe hypervirulent, a bien des chances d'être efficace dans la plupart des infections, mais cette action se trouve limitée, et il est des infections qu'elle ne peut atteindre, à savoir : lorsque l'infection est très intense et lorsqu'on l'attaque trop tard (après six heures dans les infections hypervirulentes).

Dans la séance de la Société de Biologie où M. Marmorek faisait sa communication sur sa nouvelle méthode de préparation du sérum, MM. Charrin et Roger faisaient une communication sur les résultats d'*une première application de la sérothérapie au traitement de la fièvre puerpérale.*

D'après ces auteurs, il est reconnu qu'on peut, en vaccinant les animaux contre le streptocoque, conférer ainsi à leur sérum le pouvoir d'atténuer le virus et de combattre son développement; avec 5 ou 6 centimètres cubes on arrête, chez le lapin, l'évolution du microbe de l'érysipèle (ROGER, *Revue de Médecine*, décembre 1892 ; — MIRONOFF, *Archives de Médecine expérimentale*, juillet 1893).

Pour faire l'application à l'homme, MM. Charrin et Roger, afin d'avoir un animal capable de fournir de grandes quantités de sang, ont eu recours aux équidés. Ils ont immunisé un mulet de la façon suivante :

« Des cultures de streptocoque de l'érysipèle ont été faites dans du bouillon ; au bout de dix jours, le liquide a été concentré au bain-marie et réduit au dixième de son volume primitif ; on l'a ensuite porté à l'autoclave à 115° sans l'avoir filtré ; de cette façon on conservait les cadavres des microbes et leurs toxines. Le mulet a reçu dans une veine, à quinze jours d'intervalle les unes des autres, huit injections de 30 centimètres cubes chacune ; on a donc introduit en tout 240 centimètres cubes représentant 2.400 centimètres cubes de culture stérilisée. Ces injections n'ont produit aucun trouble notable ; quinze jours après la dernière, nous avons recueilli du sang, et, après avoir constaté que le sérum de cet animal était curateur comme le sérum des lapins vaccinés, après avoir fixé les doses inoffensives, nous nous sommes cru autorisés à faire une tentative sur l'homme. »

Suit une observation résumée de femme atteinte de septicémie puerpérale, qui guérit après avoir reçu des injections de ce sérum.

Donc, au moment où commence l'emploi de la sérothérapie contre le streptocoque chez l'homme, deux méthodes de préparation du sérum sont en présence : l'une, celle de MM. Charrin et Roger, la méthode communément employée dans la préparation des autres sérums ; l'autre, celle de M. Marmorek, méthode nouvelle, différent de l'autre en ce que la préparation du sérum part d'un microbe à virulence déterminée, chiffrée, considérable. Il y a une différence essentielle dans la préparation du sérum, qui exige l'examen séparé des résultats obtenus par ces différentes expérimentations.

Examinons les résultats obtenus, et publiés jusqu'à ce jour, avec la sérothérapie dans l'érysipèle et l'infection puerpérale.

1° **Sérothérapie de l'érysipèle.** — *Observations de MM. Charrin et Roger.* — Ces auteurs communiquent le 30 mars 1895, à la Société de Biologie une observation d'érysipèle chez le nouveau-né, traité par la sérothérapie.

« B... (Marguerite), née le 4 février 1895 ; enfant faible pesant 2.600 grammes, élevée en couveuse, au pavillon des débiles à la Maternité.

« Le 25 février, la température monte à 38° C., et, le 26, au soir, on constate un érysipèle de la lèvre supérieure ; le 27, l'érysipèle a envahi les joues ; nous injectons alors 5 centimètres cubes de sérum. Le 28, la lèvre est normale ; les joues sont moins rouges ; le 1ᵉʳ mars, l'érysipèle est éteint sur les joues, mais a gagné les oreilles. Cette dernière poussée est légère, et, le 4 mars, l'érysipèle est guéri. »

« Pendant la durée de la maladie, le poids de l'enfant est tombé de 2.780 grammes à 2.600 grammes. A partir du 4 mars, l'enfant a repris rapidement, et, le 17, il pesait 3.000 grammes, ayant ainsi augmenté de 400 grammes en treize jours. Il a quitté le service en parfait état. » (Observation recueillie par M. Brindeau, interne des hôpitaux.)

Cette observation, comme le reconnaissent les auteurs, démontre tout au moins l'innocuité du sérum.

2° *Observations de M. Marmorek.* — Les résultats suivants ont été publiés par M. Marmorek dans les *Annales de l'Institut Pasteur*, juillet 1895, et dans une communication à la Société de Biologie, le 30 mars précédent.

Les injections de sérum ont été pratiquées dans le service du Dᵣ Chantemesse, au bastion 29, service spécial aux érysipélateux.

Le traitement a été appliqué, du 26 février 1895 au 2 juillet, sur 413 malades, atteints d'érysipèle. La mortalité totale est de 16, soit de 3,87 0/0. Dans une période antérieure d'égale durée, dans le même service, 312 malades ayant subi le traitement habituel ont donné 16 morts, soit 5,12 0/0.

M. Marmorek demande à juste titre de retirer de sa mortalité totale 2 cas, ayant trait l'un à un décès par tétanos, l'autre à une méningite purulente à pneumocoque. Ce qui porte la statistique sur 411 malades avec 14 décès, soit 3,4 0/0, au lieu de 5,12 0/0, chiffre observé avant la sérothérapie, et ayant sans aucun doute, bien que cela ne soit pas spécifié, subi l'expurgation semblable des cas étrangers à l'érysipèle.

Le résultat général de ces premières tentatives de sérothérapie n'est pas, suivant M. Marmorek, aussi démonstratif qu'il devrait l'être, parce que, le sérum étant venu à manquer, on a dû recourir dans une période suivante à un sérum beaucoup moins actif. Alors que le pouvoir préventif du premier était de 7.000, le pouvoir préventif du second n'était que de 500.

La série traitée par le premier sérum comprend 306 malades (mars, avril, mai) avec 5 morts, soit 1,63 0/0.

Sur ces 5 morts on doit retrancher 3 cas : une femme morte de pneumonie, dix heures après son entrée ; un phlegmon gangréneux de la cuisse (morte au bout de deux mois d'accidents chroniques) ; un abcès intra-crânien, suivi de mort rapide.

En retranchant ces 3 cas, la mortalité tombe à 0,97 0/0 pour 306 malades, dont 141 n'ont pas été traités, leur érysipèle étant bénin. Ce qui fait, pour les 165 cas traités, 1,2 0/0.

La série traitée par le sérum moins actif donne sur 105 cas une mortalité expurgée de 4,82 0/0.

A la lecture de ces chiffres, on ne saurait prendre d'autres conclusions que celles formulées par M. Marmorek lui-même :

« La conviction que le sérum antistreptococcique est vraiment efficace dans l'érysipèle découle moins pour nous de l'examen des chiffres que nous venons de citer, que de l'observation suivie de quelques malades parmi les plus gravement atteints. »

Le tableau clinique offert par le malade est assez encourageant.

L'*état général* s'améliore entre cinq et douze heures après l'injection. La *température* s'élève dans les deux ou trois heures qui suivent l'injection, puis descend à la normale. Si le résultat n'est pas obtenu au bout de vingt-quatre heures, il faut faire une nouvelle injection. Le *pouls* suit la température. L'*état local* peut s'améliorer rapidement : on a vu la desquamation commencer trois heures après l'injection. L'*action sur les reins* est manifeste. L'albuminurie, si fréquente dans l'érysipèle, manque chez les sujets traités, ou disparaît en vingt-quatre ou quarante-huit heures.

Les doses de sérum employées ont été de 10 centimètres cubes par injection. La plus grande quantité de sérum donnée a été de 120 centimètres cubes, en dix jours, la plus petite de 5 centimètres cubes. Il a été donné d'observer quelques abcès, dont le nombre a diminué en appliquant un pansement sur le point de la piqûre. Ces abcès contenaient du streptocoque, de même virulence que ceux retirés de l'érysipèle lui-même.

Tel est le bilan de la sérothérapie à l'heure actuelle dans l'infection pure à streptocoque, produisant la lésion la plus simple, l'érysipèle ; il nous reste à examiner les résultats publiés sur cette méthode dans l'infection puerpérale.

2° **Sérothérapie de l'infection puerpérale.** — 1° *Observations de MM. Charrin et Roger :*

Ons. I. — *Société de Biologie*, 23 février 1895

Le 6 février 1895, nous recevions dans le service que l'un de nous dirige à la Maternité, une femme de vingt-huit ans atteinte de fièvre puerpérale ; les accidents présentaient la forme septicémique, sans localisations péritonéales ; la température atteignait 40°,5 ; on pratiqua aussitôt une injection sous-cutanée de 8 centimètres cubes de sérum. Le lendemain, aucune amélioration ; température : 40° le matin, 40°,3 le soir ; nouvelle injection de 8 centimètres cubes de sérum. Le surlendemain, la situation est un peu meilleure, mais toujours sérieuse : la température, tombée à 39°,3 le matin, remonte à 40°,5 le soir. Devant la gravité des accidents, nous pensons qu'il est urgent d'augmenter la dose de sérum ; nous en introduisons 25 centimètres cubes. A la suite de cette intervention, une amélioration rapide se produit ; le lendemain, 9 février, la malade n'a que 37°,7 le matin et 38°,8 le soir ; l'état général est bon ; les urines cependant sont encore peu abondantes ; le 10 février, la température ne dépasse pas 37°. A partir de ce moment, la convalescence s'établit. Aujourd'hui, 23 février, cette femme est complètement guérie.

Ons. II. — *Bulletin de la Société de Biologie*, 30 mars 1895

Femme ayant accouché en ville le 18 février ; le lendemain de l'accouchement, la fièvre s'allumait, et, le 22, au soir, elle entrait dans le service de l'un de nous à la Maternité ; température, 39°. Le 23 au matin, la température est à 38°,4 ; les lochies sont très fétides, on injecte 20 centimètres cubes de sérum ; le soir, température 39° ; nouvelle injection de 20 centimètres cubes de sérum. Le 24 au matin, la malade se sent mieux ; la température, qui est tombée à 37°,4, remonte le soir à 39° ; deux injections de 20 centimètres cubes chacune. Le 25, l'état général est excellent, les lochies sont inodores, la malade se déclare guérie. On lui injecte encore 10 centimètres cubes de sérum. Ce qui fait en tout 96 centimètres cubes de sérum. La température, qui était à 37°,4 le matin, remonte le soir à 38°,3 ; puis, à partir du 26, elle se maintient à la normale.

Les auteurs appellent l'attention dans ce cas sur la prompte amélioration de l'état général et sur le sentiment de bien-être qu'ont éprouvé les malades quelques heures après l'injection.

Obs. III. — *Un cas de septicémie puerpérale traité par le sérum antistreptococcique* par MM. Josué et A. Hermary (*Bulletin de la Société de Biologie*, séance du 4 mai).

Une femme rachitique, ayant un bassin canaliculé, vient accoucher dans le service de M. Champetier de Ribes. Les membranes se sont rompues neuf heures et demie avant son entrée. On est obligé de recourir à la dilatation par le ballon Champetier, puis à la symphyséotomie. Le travail a duré quarante et une heures vingt ; le col est déchiré et contrit. Dès le lendemain, la température monte. Malgré un curettage pratiqué le surlendemain, le troisième jour après l'accouchement, la température atteint 39°,8, le pouls est à 130, l'état général est mauvais ; le facies grisâtre, infecté ; la langue blanche, mais non sèche ; la malade est en proie à une excitabilité nerveuse extrême, on doit la sonder ; localement, le col déchiré présente des escarres très grises, dont quelques-unes s'enlèvent avec la pince. Le lendemain, malgré le pansement, l'état est le même. Le cinquième jour après l'accouchement, nous faisons deux injections sous-cutanées de sérum de Charrin et Roger : l'une de 30 centimètres cubes le matin, l'autre 20 centimètres cubes le soir.

11 avril, sixième jour. — Injection de sérum : 30 centimètres cubes le matin, 20 centimètres cubes le soir. Pansement. État local et général mauvais.

11 heures matin.....	38°,6	8 heures soir........	38°,5
1 — soir.......	39°,5	10 — —	38°,5
3 — —	38°,5	Minuit..............	38°,5
6 — —	38°,2		

12 avril, septième jour. — Injection de sérum : 20 centimètres cubes le matin, 15 centimètres cubes le soir. Pansement. État général bon.

6 heures matin.....	38°,4	2 heures soir........	38°,8
8 — —	38°,5	4 — —	39
10 — —	38°,2	6 — —	39°,6
Midi..............	38°,4	8 — —	38°,8

13 avril, huitième jour. — État général bon. Pansement. État local commence à s'améliorer.

8 heures matin.....	38	4 heures soir........	39
10 — —	37°,6	6 — —	38°,4
Midi..............	38	8 — —	38°,4
2 heures soir......	39	10 — —	38°,4

14 avril, neuvième jour. — Pansement. Le col se déterge franchement.

6 heures matin.....	37°,8	2 heures soir........	38°,2
8 — —	37°,6	4 — —	38°,5
10 — —	37°,6	6 — —	38°,5
Midi..............	37°,6		

15 avril, dixième jour. — Apparition d'un érythème.

6 heures matin.....	37°,6	4 heures soir........	39°,2
8 — —	37°,4	6 — —	38°,8
10 — —	37°,5		
Midi..............	37°,8		

16 avril, onzième jour. — Matin et soir, 38°.

17 avril, douzième jour. — Matin, 37°,5; soir, 38°.

Un fait a été surtout remarquable, c'est la rapide amélioration de l'*état général*. Après les deux premières injections, la malade a dormi la nuit. On la trouve le lendemain avec un facies tout différent de celui de la veille, elle n'a plus le masque de l'infection, l'excitation nerveuse a disparu. Elle est moins récalcitrante et supporte mieux le pansement; l'aspect de la malade qui, la veille, faisait porter un pronostic douteux, semble présager une guérison certaine. A partir de ce jour, l'état général reste bon, la malade dort la nuit, elle est gaie et se sent bien. Les phénomènes locaux s'amendent moins rapidement, et il y a un singulier contraste entre le facies de la malade et les autres symptômes qui persistent. Cependant, le lendemain de la dernière injection de sérum, le troisième jour après la première, les modifications s'accentuent du côté de l'utérus, l'injection ressort presque claire; le lendemain, le col se déterge franchement, l'utérus revient sur lui-même, les escarres bourgeonnent deux jours plus tard; le troisième jour après la première injection de sérum, on cesse les pansements et l'on fait des injections intra-utérines, et trois jours après des injections vaginales, la lésion est guérie. La marche de la *température* est non moins intéressante. Nous l'avons prise toutes les deux heures. Les deux jours pendant lesquels on fait les injections sous-cutanées, elle se maintient autour de 38 et 39°, et monte même à 39°,6 le soir du deuxième jour. Le lendemain, elle reste deux heures à 37°,7, le surlendemain, huit heures; le troisième jour de même, mais à quatre heures du soir elle remonte à 39°,2, pour redescendre ensuite, osciller trois jours autour de 38° et devenir définitivement normale. Cette ascension brusque était en rapport avec l'apparition d'un érythème au niveau du pansement. Cette éruption était-elle due à l'iodoforme (sa localisation semble plaider en faveur de cette opinion) ou au sérum ? La question est difficile à résoudre. Quoi qu'il en soit, cet accident a été bénin, et la courte élévation de température parallèle à l'évolution de l'éruption n'était certainement pas due à l'infection primitive. Le *pouls* entre 140 et 120 pulsations, au moment où l'on fait les premières injections de sérum, tombe, dès le lendemain, à 100; il est régulier. Il est à 80 le troisième jour après la dernière injection de sérum, à 100 le soir de l'apparition de l'éruption, puis retombe à la normale.

Dix-sept jours après l'accouchement, onze jours après la dernière injection de sérum, la malade se lève une heure, marche sans difficulté ni douleur, malgré un écartement de 1 centimètre à 1 centimètre 1/2 de sa symphyse. Quelques jours après, elle sort guérie, sans aucun trouble de la locomotion ; l'opération a donc parfaitement réussi.

Obs. IV. — *Note sur un cas de septicémie puerpérale traitée au moyen du sérum antistreptrococcique* par M. le Dʳ Jacquot (de Creil) (*Bulletin de la Société de Biologie*, séance du 11 mai).

Mᵐᵉ D..., vingt-trois ans, est accouchée pour la deuxième fois, le 4 avril dernier, à une heure du matin, d'une petite fille. L'accouchement se fit d'une façon normale, mais, au passage des épaules, se produisit vers la partie inférieure de la vulve, une petite plaie, si peu importante que je ne crus pas devoir faire des sutures.

Le 5 avril à neuf heures du soir, quarante-quatre heures après la délivrance, la fièvre s'annonce par un frisson, et, dès que je suis appelé, je trouve une température de 39°.

Le 6, au matin, température 38°, soir 40° environ, et tous les jours de même jusqu'au 11 avril.

Le pouls oscillait entre 90 et 120. Le ventre est resté souple et indolore ; les lochies n'étaient pas fétides ; l'examen des poumons et du cœur ne fit rien découvrir d'anormal.

Traitement : Lavages vaginaux avec une solution de permanganate de potasse à 1/1000 ; pansement à la gaze iodoformée ; injection intra-utérine d'une solution d'acide phénique à 3/100. Chaque jour, 3 grammes de sulfate de quinine en deux doses.

Le 9 avril, l'état général s'aggrave, la diarrhée apparaît, je demande en consultation mon confrère, M. Demmler, et nous décidons de donner à l'intérieur du benzonaphtol à la dose de 2 grammes par jour, et du sulfate de quinine à la dose de 1 gramme. Nous continuons les lavages vaginaux et vulvaires répétés.

Séance tenante, nous renouvelons une injection intra-utérine avec une solution à 1/100 d'acide phénique. La plaie périnéale est toujours pansée avec la gaze iodoformée.

A partir du 10, la fièvre prend un caractère presque intermittent: la température tombe le matin à 38° et remonte à 40° le 10 au soir, à 40°,4 le 11, et à 40°,8 le 12.

M. Roger, appelé le 13 au matin, conseille un lavage intra-utérin au biiodure de mercure, et pratique une injection sous-cutanée de 30 centimètres cubes de sérum antistreptococcique. Le soir, la température, loin de s'élever comme les jours précédents, tombe à 37°,4. Le 14, au matin, elle est à 37°, je pratique une injection de sérum de 25 centimètres cubes; le soir, la température est à 38°,2 ; mais, le 15 au matin, elle atteint 40°,2 : je fais aussitôt une troisième injection de 25 centimètres cubes de sérum, le soir la température est redescendue à 39°,4, et à partir du 16 elle se maintient autour de 37°.

On pouvait croire que la maladie était terminée ; mais, le 18, la mère de la malade, qui avait soigné sa fille jour et nuit, est prise de frissons, et un érysipèle se déclare avec phlyctène sur la joue droite et occlusion des paupières. Cette dame a déjà eu autrefois deux érysipèles, et, comme elle n'a jamais été très malade, elle consent à peine à prendre un peu de sulfate de quinine, et je ne puis la déterminer à quitter la chambre de sa fille.

Or, quarante-huit heures plus tard, c'est-à-dire le 20 août, à trois heures du soir, un frisson intense se produit chez l'accouchée et, le soir, la température est à 40, le lendemain matin 37°, soir 39°,6, pour redescendre, le 22, à 36°,9.

C'est alors que je fais une nouvelle injection de sérum, et le soir la température reste normale. A partir de ce moment, bien qu'il y ait eu encore un accès fébrile le 27, la convalescence s'établit d'une façon définitive.

Ces 4 observations sont les seules publiées dans lesquelles on se soit servi du sérum préparé par le procédé de MM. Charrin et Roger.

L'un de nous a eu occasion d'employer en ville le même sérum dans une infection puerpérale grave, pour laquelle on n'avait accepté d'autre traitement local que les injections intra-utérines.

Enfin, dans le courant de l'année 1895, nous avons employé dans deux circonstances le sérum de MM. Charrin et Roger, mais ces cas ne méritent pas d'être rappelés, la première femme ayant succombé à une pneumonie, la deuxième à une rupture de l'utérus.

2° Observations de M. Marmorek :

M. Marmorek n'a pas encore, à l'heure actuelle, publié ses observations, nous ne pouvons donc examiner que les chiffres donnés dans les *Annales de l'Institut Pasteur* (juillet 1895).

Il a pratiqué 16 fois des injections de sérum sur des femmes atteintes de fièvre puerpérale. Il en élimine une, qui était infectée par le *Bacterium coli* seul ; M. Marmorek répartit ainsi les 15 autres cas :

7 cas à streptocoques seuls, mort : 0.

3 cas où le streptocoque est associé au *Bacterium coli* morts : 3 ;

5 cas où le streptocoque est associé au staphylocoque doré, ou au staphylocoque blanc, morts : 2.

M. Marmorek dans son mémoire ne donne quelques détails que sur les 2 cas suivants :

Femme infectée depuis dix-neuf jours, qui avait, au moment de l'intervention, de l'endocardite, de la péricardite, de la congestion pulmonaire avec pleurésie, une arthrite, en même temps qu'une suppuration du col de l'utérus, riche en streptocoques. Dès les premières injections, l'état général s'améliora. L'albuminurie disparut, les lésions cardiaques et pulmonaires rétrocédèrent, et en un mois la malade se rétablit ; elle avait reçu 280 grammes de sérum.

Le second cas se rapporte à une affection aiguë. La malade avait eu le premier frisson trois jours avant. L'utérus et le vagin sont tapissés de fausses membranes contenant du streptocoque pur. Le ligament large droit est infiltré, et forme une tumeur de la grosseur d'une tête d'homme. Température : 40°,5. Urine chargée d'albumine. La femme a des hallucinations de l'ouïe et de la vue (folie puerpérale). Après une seule injection de 15 centimètres cubes, tous les symptômes s'amendèrent. On employa en tout 45 centimètres cubes de sérum, et quinze jours plus tard, on put inciser la tumeur sans y trouver de pus. A la sortie de la malade, l'infiltration du ligament large, très réduite, était encore sensible.

Enfin, nous trouvons dans le *Bulletin médical* du 18 décembre 1895, dans un compte rendu analytique de la Société des médecins de Vienne, une communication de M. Chrobak relatant 3 observations où il s'est servi du sérum de M. Marmorek. Deux de ces observations concernent des femmes dans les suites de couches :

L'une eut dans cette période un érysipèle qui rétrocéda le troisième jour du traitement, pour récidiver le sixième jour.

L'autre cas est celui d'une parturiente chez laquelle un médecin avait fait une application de forceps non indiquée ; dans l'opération, le fœtus avait eu le crâne fracturé. Avant que l'accouchement fût terminé, la température de la malade était déjà de 41°,2 ; deux jours après, on constatait 40°,2 ; le troisième jour, on notait deux frissons, et autant le quatrième ; le cinquième jour, le thermomètre marquait 41°,6 ; deux frissons encore le sixième jour. La malade reçut en trois jours 25 centimètres cubes de sérum. Le jour qui suivit la dernière injection, la malade eut encore un léger frisson avec 40°,5, puis la température redescendit rapidement à la normale. Le douzième jour, on constatait une infiltration de paramétrium.

Voilà pour les faits. Dans son mémoire, M. Marmorek spécifie les points suivants :

« Le sérum antistreptococcique est spécifique, il ne s'adresse qu'aux infections à streptocoque ; il faut donc établir le diagnostic *bactériologique* de la maladie. » (Page 618, *loc. cit.*)

« Le sérum agit d'autant mieux qu'on l'administre plus tôt et que l'infection puerpérale est simple, c'est-à-dire causée par le streptocoque seul. L'association du *Bacterium coli* est une complication fâcheuse qui n'est pas influencée par le sérum.

« *Nous tenons pour nuisible toute intervention intra-utérine, telle que lavage, curettage, qui sont trop souvent l'occasion de nouvelles inoculations.* Elles devront être réservées seulement aux cas de rétention de débris placentaires ou de pus, par cause mécanique. » (*Loc. cit.*, p. 619.)

Il est de notre devoir d'examiner de près les résultats encore peu nombreux, obtenus jusqu'ici, et de nous tracer une ligne de conduite dans l'avenir, pour savoir à quelle heure il faut recourir au sérum, dans quelle mesure on doit l'employer, enfin s'il faut dès à présent rejeter, comme cela est demandé (Marmorek), toute intervention locale. La question est importante.

Examinons donc les faits cliniques.

Les observations de MM. Charrin et Roger, étudiées attentivement ne suffisent pas à démontrer l'efficacité du sérum. Les deux premières observations ne nous renseignent pas sur le traitement local intra-utérin, employé en même temps que les injections de sérum. Dans la troisième observation, on a pratiqué une injection intra-utérine, un curettage, des pansements utérins quotidiens, en même temps que la sérothérapie. Nous avons dans nos observations de curettage des courbes semblables, sans qu'on ait eu recours aux injections de sérum.

Dans la quatrième observation, celle de Jacquot, la défervescence a suivi une injection de sérum, mais aussi une injection intra-utérine au biiodure, sagement conseillée par M. Roger lui-même.

Ces observations, en somme, ne démontrent « à l'heure actuelle » que l'innocuité du sérum de MM. Charrin et Roger à la dose de 40 à 50 centimètres cubes par jour.

En ce qui concerne les 16 cas de M. Marmorek, suivis de 5 morts, rien ne nous autorise à en tirer des conclusions aussi bien favorables que défavorables, puisqu'il nous manque l'analyse de ces observations détaillées : à quelle heure de l'infection est-on intervenu avec le sérum? Quels sont les moyens de traitement employés avant la première injection ? Il n'est pas douteux, à n'envisager que la mortalité de 5 sur 16, qu'il s'est agi des cas les plus graves, et qu'il est possible que l'action du sérum ait été demandée d'une façon tardive. On ne peut toutefois se dispenser d'apprécier le résultat obtenu sur les cas à streptocoques purs, qui sont au nombre de 7 avec une mortalité à 0. Mais on ne peut faire cette remarque sans en faire immédiatement une seconde, c'est que *neuf fois sur seize,* chez les infectées de M. Marmorek, le coli-bacille, les staphylocoques blancs ou dorés, se sont montrés seuls ou associés au streptocoque. En ce qui concerne le coli-bacille, c'est là, au dire de M. Marmorek, « une complication fâcheuse, qui n'est pas influencée par le sérum ». Aussi cet auteur conseille-t-il de faire d'abord le diagnostic bactériologique.

Or, ce diagnostic bactériologique, qu'il demande d'une façon expresse n'est pas chose aisée, quand il s'agit d'infection puerpérale. Où faut-il chercher le streptocoque ? Dans le sang ? Nous savons qu'il peut y manquer (Widal), s'y montrer d'une façon intermittente (Basset[1], Ettlinger[2]). Dans l'utérus ? Mais Widal nous a appris qu'on ne le trouvait dans la cavité utérine qu'exceptionnellement à l'état de pureté ; ce n'est qu'après avoir traversé a muqueuse utérine qui, suivant l'expression de cet auteur, joue vis-à-vis des autres microbes le rôle d'un véritable filtre qu'on retrouve le streptocoque à l'état de pureté dans les lymphatiques ou les sinus veineux. Si donc l'on cherche à poser son diagnostic bactériologique en examinant les microbes de la cavité utérine, on rencontrera rarement, peut-être 7 fois sur 16, comme cela est arrivé à M. Marmorek, le streptocoque à l'état de pureté. Cette question du diagnostic bactériologique a donc besoin d'être précisée.

En somme, à l'heure actuelle, à n'envisager que les faits cliniques, aussi bien ceux de MM. Charrin et Roger que ceux de M. Marmorek, l'efficacité du sérum antistreptococcique n'est pas encore démontrée, et nous n'avons pas le droit de recourir à la sérothérapie à l'exclusion de la thérapeutique intra-utérine, qui fournit les résultats exposés au cours de ce travail.

Mais nous devons être encouragés dans cette voie par les faits expérimentaux ; et ceux qu'a apportés M. Marmorek sont particulièrement suggestifs au point de vue de la thérapeutique de l'avenir.

Nous avons déjà dit plus haut quelles pouvaient être les difficultés d'un diagnostic bactériologique dans l'infection puerpérale, en dehors des cas où l'on peut rencontrer le streptocoque dans le sang. Or, dans ces cas, dont le nombre sera restreint, le diagnostic bactériologique sera porté à une époque assez avancée de l'infection, assez éloignée du moment de l'inocula-

---

[1] Basset, Thèse Paris, 1893.

[2] Ettlinger, *Etude sur le passage des microbes pathogènes dans le sang*. Thèse Paris, 1893.

tion, pour craindre, d'après ce qu'ont appris les faits expérimentaux, que l'action du sérum soit trop tardive. Si l'on ne peut pas porter le diagnostic bactériologique au moment où apparaît l'infection, lors de la première élévation de température, chez la nouvelle accouchée, faudra-t-il pratiquer aussitôt et à tout hasard une injection de sérum, en se gardant de toute intervention intra-utérine dans la crainte d'inoculer de nouveau ? Mais alors, si l'infection n'est pas seulement à streptocoques, le sérum sera inactif et, comme aucun traitement local n'aura été fait, l'infection aura fait du progrès. De plus, nous ne savons pas si les premiers accidents de l'infection puerpérale, les premières élévations de température, ne sont pas dues à la pénétration seule des produits toxiques, alors que les microbes sont encore cantonnés dans l'utérus; et cette hypothèse a beaucoup de vraisemblance, quand on considère le nombre considérable d'infections qui avortent après un unique traitement intra-utérin. Si ce traitement intra-utérin n'est pas fait, dès la première heure, à la première alerte, s'il est remplacé par l'injection de sérum, dont, sur l'aveu même de son auteur, l'action toxique est légère, qu'aura-t-on fait contre l'infection? Rien, sinon qu'on aura laissé le temps aux microbes de diffuser, de pénétrer, sinon de multiplier.

Enfin, si l'on accuse le traitement intra-utérin, depuis la simple injection intra-utérine jusqu'au curettage, de produire des inoculations, que sont ces inoculations, par rapport à l'inoculation antérieure, cause de l'infection ? L'intervention intra-utérine « devrait être réservée aux cas de rétention de débris placentaires, ou de pus par cause mécanique (Marmorek) ».

Mais il suffit d'avoir regardé, après n'importe quel curettage, l'amas considérable de débris de caduque, formant une masse bien supérieure au volume d'un cotylédon placentaire, pour être assuré que cette caduque farcie de microorganismes est aussi redoutable que n'importe quel cotylédon. Et qui donc peut affirmer que l'utérus est vide de tout débris placentaire ?

Ceci posé, nous pouvons nous demander quelle doit être la conduite à tenir en présence d'une infection puerpérale, à l'heure actuelle. Il résulte de ce qui précède *qu'on a le droit*, puisque l'innocuité du sérum antistreptococcique est établie, de l'employer, mais *qu'on a aussi le devoir* de recourir au traitement intra-utérin dont l'efficacité est établie.

Rien de ce qui nous a été appris sur le sérum antistreptococcique ne prouve que ce traitement intra-utérin doive être rejeté ou qu'il soit nuisible. C'est au sérum que nous devons demander de faire ses preuves au point de vue clinique.

Le sérum doit, pour donner ce qu'il promet, fournir des résultats curatifs, alors qu'il sera employé concurremment avec le traitement intra-utérin, agissant là où ce dernier cessera d'agir. Il faudra nous garder, dans l'appréciation des résultats, de perdre de vue ce qu'est à l'heure actuelle, et ce que donne le traitement utérin de l'infection puerpérale, une mortalité de 0,18 0/0 sur plus de 2.000 accouchements, et c'est pour cela que nous avons cru le moment favorable pour fixer dans l'histoire de l'infection puerpérale le point de départ de la sérothérapie. Cette méthode, si elle nous promet des résultats curatifs, nous permet d'espérer aussi une action préventive.

C'est peut-être là l'avenir de la thérapeutique de l'infection puerpérale, qui arriverait ainsi à disparaître du cadre nosologique. Mais, à l'heure actuelle, nous sommes suffisamment instruit par le passé, pour ne pas être exposé à proclamer trop vite la réalisation de ce beau rêve, et pour savoir attendre patiemment des résultats nombreux, portant au moins sur plusieurs milliers d'accouchements.

Si l'innocuité absolue du sérum antistreptococcique est établie, il peut être essayé à titre préventif.

Mais son action à ce point de vue ne sera pas facile à démontrer ; car, si toutes les femmes d'un service subissent les inoculations préventives, il en sera parmi elles qui arriveront infectées dans le service, pour lesquelles, par conséquent, le sérum préventif sera un sérum curatif ; elles auront toutefois l'avantage de recevoir le sérum curatif à une période plus précoce de l'infection. Mais on ne devra pas oublier que l'infection peut être impure, due à d'autres microbes que le streptocoque, ou à des microbes associés, échappant par conséquent à l'action du sérum. Comme le diagnostic bactériologique, quoi qu'on en dise, n'aura pas pu être porté, il faudra se garder de négliger le traitement local, au profit de l'expérimentation sur la valeur du sérum, et de perdre du temps en remettant à plus tard l'intervention intra-utérine. Ces précautions prises, il ne faudra pas oublier les résultats antérieurs, que nous tenons à répéter en terminant, mortalité : 0,18 0/0 sur plus de 2.000 accouchements.

CHAPITRE V

MÉTHODE THÉRAPEUTIQUE

I

Après l'étude détaillée des moyens locaux et généraux de traitement employés contre l'infection puerpérale, il nous paraît utile d'examiner, dans une vue d'ensemble, la conduite à tenir, d'exposer en un mot la méthode thérapeutique, qui aura surtout en vue les premières périodes de l'infection : celles où cette infection est encore curable.

Ce chapitre comprendra deux parties :

Le traitement prophylactique ;

Le traitement curatif.

II

Traitement prophylactique. — Ce traitement comprend :

1° L'injection vaginale ;

2° L'injection intra-utérine ;

3° L'irrigation continue.

1° L'*injection vaginale*, abondante; soigneusement faite avec rinçage du vagin, est pratiquée dans tous les cas, immédiatement après la délivrance. Mais l'injection vaginale n'est renouvelée pendant les suites de couches que si la femme présentait avant son accouchement des pertes blanches, de la vaginite granuleuse, ou si pendant les suites de couches les lochies présentent de l'odeur. En dehors de ces cas, où ces injections même vaginales doivent être faites avec toutes les précautions antiseptiques, par des mains expérimentées, il n'est pratiqué à la clinique Baudelocque, pendant les suites de couches, que des toilettes vulvaires. Ces toilettes sont faites sans toucher la vulve, par un simple arrosage de cet organe, avec la solution de biiodure au 1/4000, et, cette toilette terminée, on recouvre la vulve d'un morceau d'ouate ou d'étoupe anti-septique, que l'on applique sur la vulve *par le côté qui n'a pas été touché*. Ces toilettes doivent être répétées chaque fois que la femme urine ou va à la selle.

L'usage de l'injection vaginale n'est pas généralisé à toutes les femmes dans les suites de couches pour les raisons suivantes :

Une faute antiseptique peut être commise au moment de l'injection. Or, si, en principe, on fait des injections vaginales à toutes les accouchées, ces injections seront pratiquées à l'hôpital par des infirmières, en ville par des gardes, ou une servante. Cette raison tomberait d'elle-même si l'injection vaginale était faite avec précaution par des mains expérimen-tées. Mais il est tout à fait inutile de pratiquer des injections vaginales chez toutes les accouchées. La preuve en est dans les chiffres de morbidité et de mortalité par septicémie de la clinique Baudelocque, où ces injections ne sont pas pratiquées en dehors de cas spéciaux.

2° L'*injection intra-utérine* à titre prophylactique est pra-tiquée dans les cas suivants :

1° Opérations intra-utérines ;

2° Chez les femmes arrivant dans le service dans une période avancée du travail ;

3° Dans les cas de rupture précoce ou prématurée des mem-branes ;

4° Dans les cas de travail prolongé ;

5° Dans les accouchements suivis de la naissance de fœtus morts ;

6° Dans les cas de délivrance incomplète ;
7° Dans les avortements.

3° *Irrigation continue.* — L'irrigation continue est instituée
à titre prophylactique après la délivrance chez les femmes, dont
la température est élevée au moment de l'accouchement,
cette élévation de température semblant correspondre à un
état infectieux de l'utérus, ou tout au moins ne trouvant pas
son explication naturelle dans une cause étrangère à l'infection puerpérale.

Nous n'insistons pas davantage sur le traitement prophylactique. Tout a été dit à ce sujet, aussi bien en France qu'à
l'étranger, dans les nombreux travaux sur l'antisepsie en obstétrique. Deux méthodes sont à l'heure actuelle en présence, en
ce qui concerne la prophylaxie de l'infection puerpérale :

La méthode allemande, qui a dans Léopold son plus ardent
défenseur, dont le but est de prévenir l'infection en interdisant
les injections vaginales et le toucher dans la période de travail ;

La méthode française, — unanimement adoptée par tous les
accoucheurs français, — qui préconise les soins antiseptiques
des organes génitaux pendant le travail et les suites de couches.

A mérite égal, la première de ces méthodes a le grave inconvénient d'interdire tout examen pendant le travail, dont la
direction et la surveillance échappent dès lors à l'accoucheur
et à celui qui veut apprendre l'obstétrique.

Nos statistiques soutiennent victorieusement la comparaison
avec les statistiques allemandes, et nous ne croyons pas qu'il
y ait avantage à abandonner au hasard la marche d'un accouchement, plutôt que de prendre quelques soins antiseptiques
pendant la période du travail.

Ces soins antiseptiques ne présentent du reste aucune complication et sont d'un emploi facile, si l'on se souvient que
leur action réside beaucoup moins dans l'emploi de l'une ou
l'autre des substances antiseptiques, actives, telles que : sublimé,
biiodure, acide phénique, permanganate de potasse, que dans
la méthode antiseptique elle-même, qu'il faut connaître, et
qu'il faut apprendre à bonne école.

III

Traitement curatif. — Les indications du traitement curatif sont posées dès la première apparition de l'infection, qui est signalée par les modifications du pouls et de la température, bien avant l'apparition de ces signes : frissons, lochies fétides, ventre sensible, ou phénomènes péritonitiques, qui autrefois servaient à établir le diagnostic. *C'est le pouls et la température,* qui vont nous guider dans les premières phases de l'infection. et nous indiquer la conduite à tenir.

Il n'est certainement pas, à l'heure actuelle, de service d'accouchements où la température ne soit régulièrement prise, matin et soir, chez toutes les femmes. Dans la pratique, il n'en est malheureusement pas ainsi, et beaucoup de médecins ou de sages-femmes ne s'astreignent pas à prendre matin et soir, avec le thermomètre, les indications précieuses qu'il doit donner.

Il ne suffit pas de prendre la température, il faut encore bien la prendre : surveiller très attentivement le thermomètre placé dans l'aisselle, de façon à ce qu'il ne subisse pas de déplacements, veiller à ce qu'il soit en contact partout avec la peau, et non pas perdu dans les linges, s'assurer enfin de son bon fonctionnement. Ces précautions ne sont pas suffisantes, si l'on ne laisse le thermomètre dans l'aisselle qu'un temps trop court. Or, ce n'est pas trois minutes, ni dix minutes, qu'il faut laisser le thermomètre en place, mais il faut le laisser jusqu'à ce que la température soit fixe, c'est-à-dire lorsque à plusieurs reprises, à quelques minutes d'intervalle, on a constaté qu'il ne se produisait plus aucune ascension. Ces précautions minutieuses ne sont pas inutiles à signaler, si l'on songe combien elles sont souvent négligées et dans la pratique et à l'hôpital.

La température chez les accouchées ne doit pas dépasser la normale, 37° ; déjà à 37°,5, même au moment de la montée laiteuse, on doit avoir l'attention en éveil.

A côté des indications importantes fournies par la température, il faut tenir grand compte des modifications du pouls.

Les modifications du pouls, au point de vue qui nous occupe,

portent surtout sur sa fréquence, son accélération. Bien qu'on
ne rencontre pas toujours un parallélisme absolu, en cas d'infection, entre la fréquence du pouls, et l'élévation de la température, on peut, par l'examen du pouls, avoir un moyen de
contrôle sérieux de la température, et lorsqu'on trouve un pouls
fréquent avec une température normale, la température doit
être suspectée et reprise au besoin avec un autre thermomètre.
Le pouls chez les accouchées doit être ralenti à 60, 70 ou
80 pulsations à la minute. Il a été institué comme règle à la
clinique Baudelocque, que le pouls serait compté chaque fois
que la température dépasserait 37°,5; les aides sages-femmes
comptent le pouls à l'aide d'un sablier, comptant une minute.

La surveillance attentive du pouls et de la température pendant les suites de couches va permettre de dépister l'infection
dès son apparition.

Il est bon toutefois de savoir ne pas mettre invariablement
sur le compte de l'infection certaines modifications du pouls
et de la température.

1° Au point de vue du pouls, il faut le compter dans la pratique vers le milieu de la visite, pour ne pas avoir à tenir
compte de l'*émotion* produite par l'arrivée du médecin;

2° On peut aussi trouver une légère accélération du pouls
le jour même de l'accouchement, s'il y a eu *surmenage* de
l'accouchée, une longue période de travail et de veille; mais
nous savons aussi que nous sommes là dans des conditions,
où l'infection peut être réelle;

3° Il se produit, en dehors de tout état infectieux, une accélération du pouls chez les femmes qui ont eu des hémorragies
du travail et de la délivrance. Mais cette accélération ne s'accompagne pas d'élévation de température;

4° On peut trouver enfin de l'accélération du pouls et une
légère élévation de température lorsqu'il y a une constipation
opiniâtre. Mais il ne faut pas trop compter sur la stercorémie
qui jouait un si grand rôle autrefois dans les suites de couches;

5° Il est bon de ne pas oublier qu'*exceptionnellement*, *très
exceptionnellement*, l'iodoforme, chez les accouchées ayant subi
des opérations, peut, en cas de susceptibilité spéciale très rare,
occasionner élévation de température et accélération du pouls,
parfois même du délire. Mais cette question est vite jugée, en
enlevant l'iodoforme, par la disparition presque immédiate

des accidents. L'intoxication iodoformique peut aussi être mise
en évidence en faisant sucer à l'opérée un objet en argent, qui
dégage aussitôt une odeur alliacée très prononcée. Mais il faut
se garder de penser trop souvent à ces cas rares, et de perdre
du temps au point de vue de l'intervention contre l'infection.
Cette dernière remarque mérite d'être appliquée à tous les cas
que nous venons d'examiner, où l'on peut trouver, pendant les
suites de couches, accélération du pouls ou élévation de la température. Il est préférable d'avoir le courage d'avouer et de
s'avouer l'infection dès les premiers symptômes, et agir en
conséquence.

Le traitement curatif comprend :

1° L'injection intra-utérine ;

2° Le curettage ;

3° L'irrigation continue.

1° *Injection intra-utérine*. — Dès que la température atteint
38°, que le pouls soit au-dessus ou au-dessous de 100, l'indication est bien nette, il faut faire une injection intra-utérine.
Si la température est au-dessus de 38°, à plus forte raison.
C'est le premier traitement à instituer. Souvent cela sera suffisant. La température suivante sera inférieure à celle qui a
nécessité l'injection, ou même parfois elle sera normale, le
pouls aura aussi diminué de fréquence, ou sera redevenu normal. *L'injection intra-utérine doit être, en un mot, le traitement
de la première ascension*, et nous croyons qu'il est bon de considérer comme limite inférieure à cette ascension, non seulement 38°, mais aussi 37°,5 si le pouls est fréquent.

Faut-il renouveler l'injection intra-utérine ? Cela dépend. Si
la température suivante est inférieure à la précédente, mais
encore au-dessus de la normale, le pouls étant resté fréquent,
il faut faire une nouvelle injection intra-utérine. La persistance d'un pouls fréquent, au-dessus de 100 pulsations, peut
suffire, même après un abaissement de température, à indiquer une nouvelle injection intra-utérine.

Mais, si, après l'injection intra-utérine, la température, prise
matin et soir, indique une élévation et une accélération dans le
pouls, plus fréquent qu'avant l'injection intra-utérine, il faut
voir, dans la persistance des symptômes fébriles, la preuve de
l'insuffisance du moyen employé ; l'infection n'a pas été arrêtée

par le lavage intra-utérin, il faut faire plus, et sans perdre de
temps. Deux moyens s'offrent : l'irrigation continue et le
curettage.

2° *Le curettage*. — Si l'on est arrivé au troisième jour, si
une injection intra-utérine n'a pas été suivie de chute complète
de la température, ou si cette température, bien que moins
élevée, est encore au-dessus de 38°, il y a lieu de pratiquer le
curettage. A la température, qui suit celle prise avant le curettage, on peut observer une chute; la température et le pouls sont
redevenus normaux. Si la chute est définitive et se maintient,
l'infection est conjurée. Mais, le plus souvent, on observe une
chute progressive de la température, c'est-à-dire que les températures prises vont progressivement en descendant, le pouls
diminue aussi progressivement de fréquence. Enfin, d'autres
fois, après une chute de température, ou même sans cette
chute, la température remonte au-dessus du degré atteint
avant le curettage. Nous avons là trois types notés dans nos
observations après le curettage :

1° *Type à chute définitive* (température et pouls) ;

2° *Type à chute progressive;*

3° *Type ascendant.*

1° *Dans le type à chute définitive* à la normale, vingt-quatre
heures après le curettage, on retire la mèche de gaze intra-utérine, et l'on fait une injection intra-utérine antiseptique. On
s'en tient là, se bornant à des injections vaginales, répétées
deux ou trois fois par jour, surtout au point de vue des plaies
vaginales ;

2° *Dans le type à chute progressive*, au bout de vingt-quatre
heures, la mèche de gaze intra-utérine est retirée, et l'on pratique une injection intra-utérine, que l'on répète toutes les vingt-
quatre heures, jusqu'au retour à la normale de la température
et du pouls ; des injections vaginales sont pratiquées trois fois
par jour ;

3° *Dans le type ascendant*, il faut établir des distinctions.
Tantôt il y a une simple ascension de la température qui suit
le curettage, tantôt cette ascension continue aux températures
suivantes. La simple ascension suivie de *chute progressive*, ou
même de *chute définitive*, se montre encore assez souvent; elle
semble répondre à une inoculation, produite au moment du

curettage, et il faut savoir attendre une nouvelle température, pour juger si l'on a affaire à un type ascendant, simple, qui sera suivi de chute progressive ou définitive, et l'on aura alors à pratiquer des injections intra-utérines, jusqu'au retour de la température et du pouls aux chiffres normaux. Mais, si la température continue à monter, et à monter *progressivement*, il est évident que l'infection continue. Elle peut continuer pour deux raisons: ou bien elle a été attaquée localement d'une façon insuffisante, ou bien elle est généralisée, et l'action locale n'est pas capable d'atténuer les effets d'une infection qui a envahi tout l'organisme. Ce sont du moins deux hypothèses qui peuvent être faites et conduire aux indications suivantes:

Pour l'action locale imparfaite, il y a une indication bien simple, recommencer à agir localement, curetter de nouveau. Quel que soit le soin ou l'habileté, avec lesquels on a pu faire le premier curettage, il faut bien admettre que ce raclage, théoriquement et pratiquement, ne peut pas être complet, ni parfait, et que la curette a peut-être négligé un coin de cavité utérine (V. les *fig.* 15 et 16, p. 48 et 49), qui suffit à entretenir les phénomènes infectieux. D'autre part, il n'est pas irrationnel de penser que le premier curettage a bien enlevé, non pas tout, mais une grande partie des produits septiques, que ces produits septiques ont pu être le centre de repullulations nouvelles et la reconstitution d'un foyer d'infection, plusieurs jours même après le curettage, après que tout paraissait fini et rentré dans l'ordre. Il n'y a aucun inconvénient, pour répondre à toutes ces probabilités, de recommencer le curettage, dans les conditions que nous avons indiquées, à reviser avec la curette la cavité utérine, et même, si celle-ci ne rencontre, ou ne ramène rien, toucher cette surface avec des tampons d'eau phéniquée forte à 5 0/0, et panser avec une mèche de gaze antiseptique. Ce pansement ne peut avoir que de bons effets, si la persistance de la température, ou la réapparition des phénomènes infectieux, ont pour point de départ une recrudescence de l'infection locale. Si, au contraire, l'ascension de la température est sous la dépendance de la généralisation de l'infection, on n'aura rien fait d'inutile, en curettant de nouveau, mais on n'aura rien fait d'utile non plus. Que reste-t-il alors à faire? Peut-être bientôt, les injections de sérum; en attendant, l'irrigation continue.

3° L'*irrigation continue* peut trouver deux indications :

Avant le curettage ;

Après le curettage.

1° *Avant le curettage.* — L'irrigation continue peut être employée avec avantage quand les manifestations de la septi-cémie sont précoces, ont résisté à l'injection intra-utérine. Le curettage est certainement d'une application plus simple. Mais doit-il être pratiqué de bonne heure, dans le cours du premier ou du deuxième jour des suites de couches ? Si nous ne possé-dions aucun moyen d'attente, nous n'hésiterions pas à répondre. sans hésitation, qu'il faut le pratiquer, ainsi que nous l'avons fait quelquefois, et qu'il faudra le faire quand on ne pourra pas faire l'irrigation continue. Mais il ne faut pas oublier un cas de mort, survenu entre nos mains, dans un curettage précoce, par introduction d'air dans les veines. A côté de ce danger très grave, que paraît nous présenter le curettage dans le premier et le deuxième jour des suites de couches, l'irrigation continue nous paraît présenter, au contraire, de sérieux avantages. Elle peut être pratiquée dans les heures qui suivent la délivrance, dans les infections suraiguës; son action locale imparfaite se double d'une action générale incontestable. Elle permet la désinfection complète et prolongée du champ opératoire, où se pratiquera le curettage, et l'on pourra éviter ainsi l'inoculation par la curette. La plupart de nos curettages à chute définitive avaient été précédés de l'irrigation continue. Pour toutes ces raisons, c'est à elle que nous conseillons de recourir d'abord, si les phénomènes infectieux sont graves et précoces, se montrent avant le troisième jour et ont résisté à l'injection intra-utérine. Si, dans les mêmes conditions, la mise en œuvre de l'irrigation continue présentait des difficultés trop grandes, il faut alors faire, *même avant le troisième jour, le curettage*, mais le faire à bon escient, s'il le faut absolument, car il n'agit que localement, et de plus jusqu'au troisième jour *il comporte des dangers.*

2° *Après le curettage.* — Nous avons vu qu'une nouvelle ascension de température pouvait témoigner, soit d'une inocu-lation dépendant du curettage, soit d'un curettage imparfait ; dans les deux cas on peut curetter de nouveau. Mais, après ce second curettage, la température peut encore monter. Il n'y a alors plus de doute, l'infection est généralisée, et les attaques dirigées sur son foyer d'origine ne sont plus suffisantes pour la combattre. C'est le moment de songer à l'irrigation continue, son action locale n'est plus à contester, son impuissance à nettoyer l'utérus n'est plus à mettre en avant, puisque un ou deux curettages ont déjà accompli cette besogne ; elle permet de baigner les produits septiques qui peuvent avoir été négligés par la curette. De plus, c'est le seul procédé de traitement agissant sur l'état général provoquant un abaissement de température. Le mécanisme de cette action générale n'est pas déterminé, mais l'abaissement progressif de la température, l'état des urines témoignant du passage de l'antiseptique dans l'organisme, sont les garants de cette action générale. L'irrigation continue sera-t-elle toujours efficace devant l'infection générale ? L'expérience ne permet pas encore de l'affirmer, mais il est, à l'heure actuelle, tout au moins permis de reconnaître dans son action un auxiliaire donné à l'organisme dans sa résistance à l'infection ; à partir du moment où l'infection est généralisée, la thérapeutique réside beaucoup plus dans les moyens de défense que dans les ressources des moyens d'attaque. C'est l'organisme qui doit soutenir la lutte et résister, c'est lui qu'il faut soutenir, comme on a dû le faire dès le début. S'il résiste, nous voyons le plus souvent l'infection se localiser, et, la plupart du temps, le pronostic s'atténue à partir de ce moment. C'est cette pensée qui avait conduit à cette thérapeutique des abcès artificiels provoqués dans les tissus (Fochier, Thierry), mais les résultats n'ont pas été encourageants.

Il est donc un moment où l'infection ne saurait être atteinte par les moyens dont nous disposons, c'est dans ces cas que la sérothérapie pourra nous fournir ses ressources bienfaisantes.

La méthode thérapeutique que nous venons d'exposer peut se résumer dans le tableau suivant. On trouvera dans la troisième partie les observations détaillées des curettages, que nous faisons suivre de deux tableaux résumant les observations d'injections intra-utérines et de curettages.

I. — **Traitement prophylactique** *commençant immédiatement après la délivrance*

1. Injections vaginales............... Dans tous les cas après la délivrance.
Toilettes vulvaires pendant les suites de couches, sauf indications spéciales.

2. Injection intra-utérine, après la délivrance...........................
1° Après les opérations intra-utérines.
2° Chez les femmes n'ayant pas subi de soins antiseptiques jusqu'à une période de dilatation avancée.
3° Dans les cas de rupture prématurée ou précoce des membranes.
4° Chez les femmes ayant présenté une longue période de travail.
5° Chez les femmes accouchant de fœtus mort.
6° Dans les cas de délivrance incomplète.
7° Dans les cas d'avortement.

1. Irrigation continue, trois heures au moins après l'accouchement......... Chez les femmes présentant une température oscillant autour de 39° au moment de l'accouchement.

II. — **Traitement curatif** *à indications basées sur l'appréciation du pouls et de la température*

1° Injection intra-utérine.. ... .
1° A la première élévation de la température ou accélération du pouls.
2° A la deuxième élévation de température si elle ne dépasse pas 38°, et si l'on est avant le troisième jour des suites de couches.

2° Curettage.......................
Chez les femmes atteignant une température dépassant 38°,5 avec fréquence du pouls, et n'ayant pas cédé à une première injection intra-utérine.
Sans hésiter si l'on est au troisième jour.
Avec réserve avant le troisième jour des suites de couches.

Suites du curettage........
1° Type à chute définitive de la température. Une seule injection intra-utérine.
2° Type à chute progressive de la température. Injection intra-utérine jusqu'au retour à la normale.
3° Type ascendant...
Ascension simple, injection intra-utérine.
Ascension progressive, recurettage et irrigation continue.

3° Irrigation continue................. Après le curettage si la température est ascendante, seul moyen d'action contre l'infection générale.

DEUXIÈME PARTIE

LES ACCIDENTS INFECTIEUX TARDIFS
DES SUITES DE COUCHES

CHAPITRE I

LES ACCIDENTS TARDIFS. — ANATOMIE PATHOLOGIQUE
SYMPTOMES CLINIQUES

Sommaire. — I. Considérations générales.
II. Anatomie pathologique des accidents tardifs des suites de couches. —
L'infection localisée se propage : 1° par la voie lymphatique ; 2° par la
voie sanguine (sinus veineux).
III. Symptomatologie des accidents tardifs des suites de couches : 1° les
suppurations pelviennes ; 2° la *phlegmatia alba dolens*.

I

CONSIDÉRATIONS GÉNÉRALES

Nous voulons nous occuper ici des accidents dépendant de
l'infection puerpérale à porte d'entrée génitale, non plus dans
leurs premières manifestations, mais à une époque plus avancée des suites de couches. Cela veut dire que nous ne sorti-
rons pas de cette période, dans laquelle l'involution utérine
est en train de s'accomplir, pendant le premier mois qui suit
l'accouchement. Les accidents qui se produisent au-delà de
cette période s'éloignent du domaine obstétrical, pour entrer
dans le domaine chirurgical.

Avant l'antisepsie, on observait peu souvent ces accidents tardifs des suites de couches, parce que les infectées ou bien résistaient aux premières atteintes de l'infection et guérissaient, ou bien succombaient avant que ces accidents tardifs aient eu le temps de se développer. MM. Labadie-Lagrave et Gouget, dans l'étude que nous avons déjà citée [1], ont bien noté, au point de vue des accidents tardifs des suites de couches, cette différence entre la fièvre puerpérale d'aujourd'hui et la fièvre puerpérale d'autrefois : différence qui porte non seulement sur la physionomie des accidents primitifs, mais aussi sur celle des accidents tardifs des suites de couches. Aujourd'hui, parmi les femmes infectées, il n'y a pas que celles qui guérissent et celles qui meurent, il y a celles qui restent malades de leur infection, atténuée, comme on a dit, mais atténuée juste pour ne pas tuer la malade. Ces femmes, qui restent malades de leur infection puerpérale, forment : les unes, la plus grande partie du contingent des affections chroniques de l'utérus ou des annexes, — de celles-là nous ne nous occuperons point ; les autres sont celles qui présentent ces accidents tardifs des suites de couches, dont il reste à nous occuper.

II

ANATOMIE PATHOLOGIQUE DES ACCIDENTS TARDIFS
DES SUITES DE COUCHES

Sous l'influence de conditions spéciales de la virulence microbienne et du terrain, conditions qu'il n'est pas possible, à l'heure actuelle, de préciser, l'infection puerpérale, après de légers ou de graves accidents immédiats, bien ou mal traités, peut, au lieu de se généraliser, se localiser dans l'utérus ou dans les annexes de l'utérus. Les accidents tardifs de l'infection puerpérale, pendant les suites de couches, sont dus à la *localisation* de cette infection.

Cette infection localisée a pour caractère non pas de se généraliser, mais de se *propager*.

Cette propagation se fait vers les trompes et les ovaires, vers

---

[1] LABADIE-LAGRAVE et GOUGET, *Annales de Gynécologie*, 1894, page 244.

le péritoine, vers le tissu cellulaire pelvien, dans les veines, et se trouve caractérisée par les phénomènes locaux de réaction auxquels elle donne lieu : salpingites et ovarites, péritonites localisées ou généralisées, phlegmons pelviens, phlébites.

On a beaucoup discuté sur les voies de propagation de l'infection. Celle-ci se propage-t-elle par les trompes, par les lymphatiques, par les veines, par le tissu conjonctif interstitiel?

Nous pensons qu'il y a lieu d'établir une distinction entre les accidents précoces et les accidents tardifs. Si l'on a beaucoup discuté sur la question de la phlébite et de la lymphangite utérine, c'est au sujet des accidents précoces, qui, autrefois, enlevaient rapidement la malade dans la première semaine des suites de couches, ou un peu plus tard suivant sa résistance. A l'autopsie, on trouvait du pus dans le péritoine, dans les trompes, dans les ovaires, dans le tissu cellulaire, dans les lymphatiques ou dans les veines ; il devenait difficile de dire quelle avait été la voie de propagation suivie par l'infection : trompes, lymphatiques ou veines. En somme, il s'agissait de suppurations diffuses, tandis que les localisations tardives que l'on rencontre aujourd'hui sont des suppurations circonscrites dans lesquelles la propagation de l'infection se fait lentement, sourdement, de proche en proche, arrêtée par les phénomènes réactionnels, qui arrivent le plus souvent à isoler une infection dont la virulence est destinée à s'éteindre sur place.

Dans ces circonstances, tant au point de vue anatomique qu'au point de vue clinique, la voie de propagation de l'infection est bien nettement tantôt phlébitique, tantôt lymphatique. Les propagations par la voie lymphatique donnent lieu aux pelvi-péritonites, aux phlegmons pelviens, aux salpingites, aux ovarites, en un mot aux suppurations pelviennes. La propagation par les veines donne lieu aux phlébites, à la *phlegmatia alba dolens*.

La propagation de l'infection par les trompes semble plutôt se rattacher aux accidents primitifs qu'aux accidents tardifs. Mais il est bien difficile d'établir alors, qu'il n'existait pas une salpingite antérieure à l'accouchement, « réchauffée », suivant l'expression de Delbet, à la faveur des fatigues de la grossesse, du surmenage de l'accouchement, ou même d'une nouvelle infection utérine.

En résumé, l'infection peut présenter des manifestations tar-

dives dans les suites de couches, dues à sa propagation par les
vaisseaux lymphatiques, ou par les veines utérines.

1° **Propagation de l'infection par la voie lymphatique.** — A l'époque
où le microbe, alors inconnu, ne pouvait marquer les traces de
cette propagation, on a beaucoup discuté pour établir la voie
suivie par l'agent pathogène, qui, parti de l'utérus, allait produire du pus : tantôt dans les trompes, tantôt dans le péritoine
pelvien, tantôt dans le tissu cellulaire pelvien. Les lymphatiques injectés de pus, dilatés, furent mis en évidence par Cruveilhier[1], par M. Lucas-Championnière[2], et ce dernier en conclut
que c'était bien par ces vaisseaux que se propageait l'infection,
à qui ils offraient une voie largement ouverte, pour gagner la
trompe, le ligament large, le péritoine pelvien. Nous savons
aujourd'hui que cet aspect du système lymphatique, dilaté, et
pour ainsi dire exagéré, n'a pas été rencontré sous le même
aspect sur l'utérus gravide à *l'état normal*, ainsi que cela a été
constaté par l'un de nous[3]. Toutefois, les méthodes perfection-
nées d'injection, l'examen histologique, la technique bactériologique, ont permis de suivre ces lymphatiques et de reconnaître,
avec nos prédécesseurs, que le réseau lymphatique, même en
dehors du cas où il subit une exagération pathologique par le
fait de l'infection et de la suppuration, est suffisamment déve-
loppé et accru par la grossesse, pour offrir une voie d'entrée
large et facile à l'infection.

Nous savons que cette infection par la voie lymphatique,
dans les accidents primitifs, peut aboutir à la généralisation
de l'infection, mais les microbes peuvent rester cantonnés
dans les lymphatiques de l'utérus et des annexes pour donner
lieu à des accidents locaux, à des suppurations du péritoine
suppurations généralisées ou localisées, à des suppurations du
tissu cellulaire pelvien, à des pelvi-péritonites ou à des phlegmons, compris sous le nom de suppurations pelviennes.

Ces suppurations peuvent être localisées soit dans le péritoine, soit dans le tissu cellulaire pelvien, soit dans les annexes

---

[1] CRUVEILHIER, *Anatomie pathologique* (livraison 13, pl. I, II et III).

[2] Just LUCAS-CHAMPIONNIÈRE, *Lymphatiques utérins et lymphangite utérine.*
Thèse Paris, 1870. — *Les lymphatiques utérins et leur rôle dans la pathologie
utérine* (*Archives de tocologie*, 1875).

[3] WALLICH, *Recherches sur les vaisseaux lymphatiques sous-séreux de l'utérus
gravide et non gravide.* Thèse Paris, 1891.

de l'utérus sans que l'on rencontre des fusées purulentes, unissant ces foyers avec le foyer originaire : l'utérus. Aussi, avant la connaissance de l'agent infectant, s'expliquait-on mal le développement d'un foyer à distance du foyer d'origine, et de nombreuses discussions s'étaient élevées pour savoir si la propagation se faisait par la voie lymphatique, ou bien par la cavité des trompes. M. Championnière a défendu dans sa thèse la propagation par les lymphatiques, aujourd'hui généralement admise, en ce qui concerne l'infection puerpérale, et qui donne lieu à des réactions locales dans les réseaux, les troncs ou les ganglions lymphatiques [1].

Toutefois, Pierre Delbet admet la propagation de l'infection de l'utérus à l'ovaire ou au péritoine, par les trompes, et il considère ce cas comme le plus fréquent. Il cite à l'appui de cette opinion le fait d'une femme morte trois jours après l'accouchement, et chez laquelle on trouva seulement une trompe purulente. Il s'agit là d'un accident primitif en dehors de ceux que nous étudions en ce moment.

Les cas de salpingite purulente antérieure à l'accouchement donnent plutôt lieu à des accidents précoces qu'à des accidents tardifs.

L'infection propagée par la voie lymphatique et donnant lieu à des accidents tardifs des suites de couches entraîne la formation de foyers purulents, qui ont pour caractère leur tendance à se circonscrire.

Suivant le siège de ces foyers, on se trouve en présence de pelvi-péritonites, ou de phlegmons, suivant que la collection purulente est intra ou extra-péritonéale. Les phénomènes réactionnels qui se produisent autour du foyer et l'enkystent donnent à ces suppurations des caractères analogues, qu'elles soient localisées dans le péritoine ou en dehors de lui. A établir une distinction entre ces foyers de localisations différentes, il faudrait reconnaître aux collections intra-péritonéales un enkystement plus parfait, par suite des phénomènes adhésifs, se développant avec une grande activité dans le péritoine. Dans le tissu cellulaire pelvien, au contraire, la diffusion est plus facile, suivant les plans et aponévroses de cette région, et peut donner lieu aux différentes formes de phleg-

----

[1] Voir PIERRE DELBET, *Des suppurations pelviennes*. Paris, 1891.

mons pelviens, que nous n'avons pas à considérer dans cette étude générale.

2° Les localisations de l'infection dans le système vasculaire sanguin. — Ces localisations sont de deux sortes :

a. Elles se propagent de proche en proche sur un thrombus utérin, et la paroi veineuse ;

b. Elles se créent à distance, par arrêt d'un foyer microbien sur une veine dans le parenchyme d'un viscère.

a. LOCALISATIONS SUR UN THROMBUS UTÉRIN. — La phlegmatia alba dolens, ou œdème blanc douloureux des nouvelles accou-

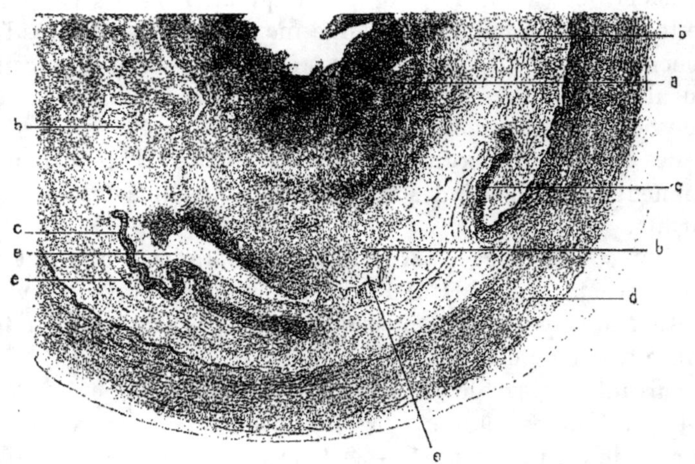

FIG. 24 (TROISIER). — Section transversale de la veine fémorale, dans un cas de phlegmatia alba dolens, chez une femme morte vingt-cinq jours après l'accouchement (grossissement de 10 diamètres).

a. Les parties teintées en noir représentent le sang coagulé.

b. b. b. Tissu de nouvelle formation parcouru par des vaisseaux capillaires dans toute son étendue ; en continuité directe avec la tunique moyenne d'où il provient, et pénétrant, d'autre part, dans le coagulum réduit à une masse brunâtre granuleuse.

c. c. Replis valvulaires. — *d.* Tunique externe.

e. e. e. Lacs sanguins situés à la base du bourgeonnement embryonnaire.

chées, accident tardif des suites de couches, n'avait pas reçu jusqu'en ces dernières années d'explication pathogénique, si bien que M. Troisier[1], en 1880, dans son beau travail d'ensemble

---

[1] TROISIER, *Phlegmatia alba dolens.* Thèse agrégation, Paris, 1880.

sur cette question, a pu conclure que tout, à ce point de vue,
se réduisait à des hypothèses.

Sans énumérer les théories bizarres, émises depuis Mauri-
ceau et Puzos sur les causes de la phlegmatia alba dolens, on
peut distinguer trois périodes dans l'histoire de cette affection.

David Davis localise, en 1823, cette affection dans les veines ;
on croit avec lui à une phlébite primitive, jusqu'à ce que,
vingt ans après, Bouchut et Virchow considèrent la phlébite
comme secondaire à la présence d'un caillot.

Voilà pour la première période.

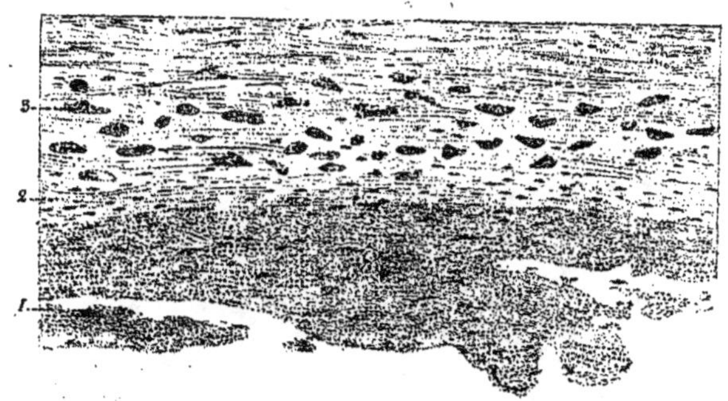

Fig. 25 (Widal). — Phlegmatia alba dolens. Vue d'ensemble à un faible
grossissement de toute l'épaisseur de la veine.

1. Caillot fibrineux.
2. Tunique interne.
3. Tunique moyenne.
   Amas de streptocoques en bleu.

En 1880, M. Doléris[1] trouve des microbes dans le caillot de
la plegmatia ; et M. Hutinel[2], en 1883, émet l'hypothèse de la
nature infectieuse de cette affection. Cette dernière opinion se
trouve défendue par Siredey[3] (1884), approuvée par Delore et
Poulet[4], mais n'est pas jusque-là démontrée.

La troisième période commence en 1889, avec la thèse de
Widal, qui établit la nature infectieuse de la plegmatia alba dolens d'origine puerpérale, par le mécanisme suivant :

[1] Doléris, *La fièvre puerpérale et les organismes inférieurs*. Thèse Paris. 1880.
[2] Hutinel, *Etude sur la convalescence et les rechutes de la fièvre typhoïde*.
Thèse Ag., 1883.
[3] Siredey, *Les maladies puerpérales*, 1884.
[4] Delore et Poulet, *Dict. encyc. des sciences médic.*, art. « Phlegmatia alba
dolens ».

Un thrombus d'une veine utérine s'infecte, s'infiltre de microbes, qui gagnent la paroi du vaisseau produisant de l'endophlébite; cette endophlébite infectieuse se propage le long des veines utérines, iliaques, fémorales, entraînant au niveau de l'endophlébite la formation d'un nouveau caillot, qui s'ajoute à ceux précédemment formés et produit une véritable prolongation de ce caillot. Ce caillot secondaire, néo-formé, peut s'infecter et s'infecte à la longue ; mais il ne contient d'abord pas de microbes. Les phénomènes pathologiques de la phlegmatia alba dolens se déroulent, suivant les recherches de Widal, dans l'ordre suivant : 1° phlébite utérine, secondaire à l'infection d'un thrombus utérin ; 2° propagation de la phlébite infectieuse produisant à son tour des thrombus qui s'infectent secondairement.

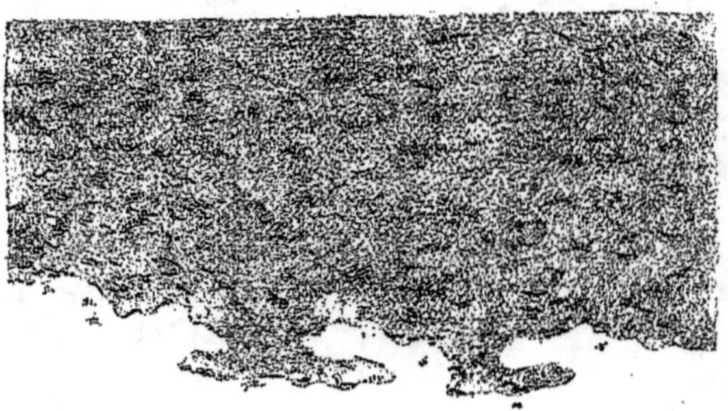

Fig. 26 (WIDAL). — Bord libre du caillot fibrineux de la veine iliaque apparaissant rempli de streptocoques. (Fort grossissement. Objectif à immersion.)

A l'appui de cette théorie, Widal a apporté l'étude de 8 observations :

Cette phlébite infectieuse peut avoir deux ordres de conséquences ; elle peut rester localisée et guérir sur place, ce qui, fort heureusement, arrive le plus souvent. Ou bien des portions de thrombus peuvent se détacher, être lancées dans le courant circulatoire, aller causer des embolies dans le cerveau, dans le poumon, dans le foie.

b. PHLÉBITE A DISTANCE. — La phlébite infectieuse peut se développer, non seulement par propagation directe de l'utérus aux organes voisins, mais elle peut être aussi, comme Widal l'a démontré, une conséquence de la généralisation microbienne. Les streptocoques répandus dans le système circulatoire peuvent se localiser sur un des points du système veineux, éloignés de l'utérus, dans le foie surtout (*fig.* 28), et donner lieu à une phlébite dans cet organe.

De même on peut observer, mais rarement, la phlébite des veines dans un, ou dans les deux membres supérieurs, mais cela s'observe moins que dans les thromboses cachectiques, de la tuberculose ou du cancer [1].

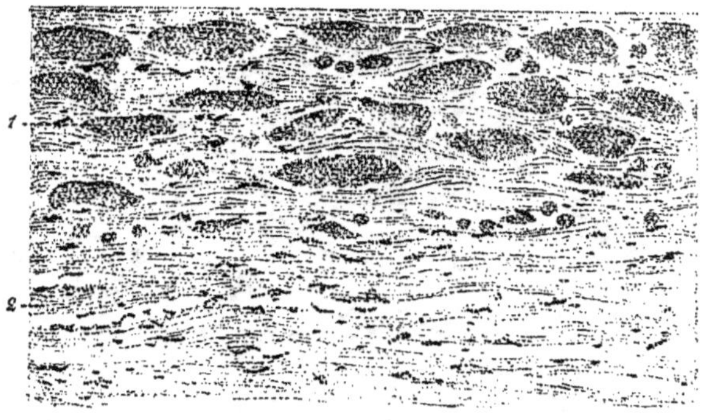

Fɪɢ. 27 (Wɪᴅᴀʟ). — Union de la tunique moyenne et de la tunique externe de la veine de la figure précédente. (On voit les streptocoques infiltrer les parois.)

1. Faisceau musculaire de la tunique moyenne.
2. Faisceaux conjonctifs de la tunique externe.

La phlébite et l'oblitération veineuse, qui l'accompagne, entraînent une gêne dans la circulation en retour et peuvent aboutir exceptionnellement à la suppuration. Cette terminaison est exceptionnelle dans la phlébite des membres inférieurs, qui est décrite sous son nom ancien de « phlegmatia alba dolens ».

Ce nom indique l'œdème blanc, douloureux, que l'on constate, et qui, par son intensité, diffère des œdèmes généralement observés à la suite de la gêne dans la circulation veineuse. Cette constatation avait conduit certains auteurs à se demander si les phénomènes locaux de la phlegmatia alba dolens ne pourraient pas être mis, tout au moins en partie, sur le compte d'une lésion du système lymphatique des membres inférieurs (White,

[1] Vᴀǫᴜᴇᴢ, *De la thrombose cachectique*. Thèse Paris, 1890.

Graves, Tilbury-Fox, Jaccoud). A la question de savoir s'il existe une phlegmatia alba dolens d'origine lymphatique, M. Troisier conclut avec M. Renaut qu'elle n'existe pas.

« Loin d'être une cause d'œdème, dit M. Renaut, la lymphangite favorise l'issue de la lymphe ou du liquide de l'œdème inflammatoire, en transformant les vaisseaux lymphatiques, clos par l'endothélium, en tubes à parois fenêtrées, où les cel-

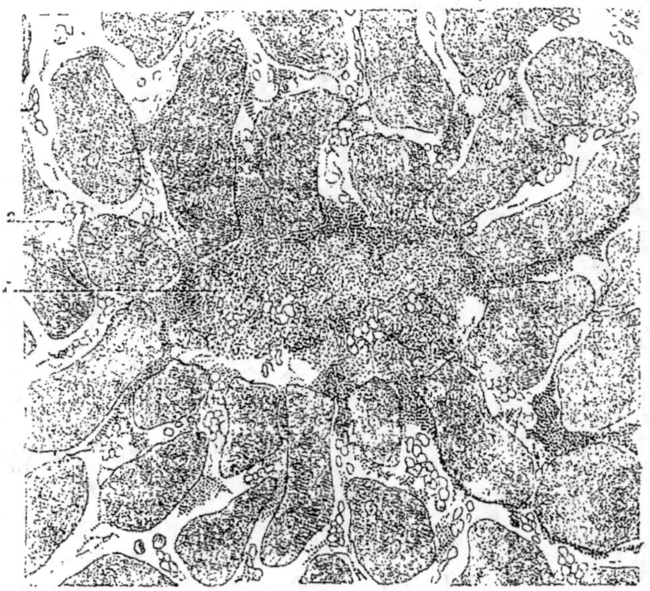

Fig. 28 (WIDAL). — Veinule sus-hépatique remplie de streptocoques,
commençant à diffuser dans les capillaires du voisinage.

1. Veine remplie de streptocoques. (Le caillot commence à entrer en désintégration.)
2. Capillaire infiltré de streptocoques.

lules migratrices peuvent pénétrer, entrer et sortir sans aucun obstacle. »

Pour le même auteur, un œdème lymphatique peut être la conséquence de la sclérose des ganglions, mais c'est un œdème chronique et jamais douloureux, et pour lui, d'ailleurs, une lésion même oblitérante, dans le système lymphatique, ne détermine pas fatalement une haute pression en amont du point oblitéré.

A l'heure actuelle, l'origine phlébitique et infectieuse de la

phlegmatia alba dolens ne donne lieu à aucune contestation. Il
nous reste à examiner les symptômes cliniques des deux localisations tardives de l'infection : les suppurations pelviennes et
la phlegmatia alba dolens.

III

SYMPTÔMES DES ACCIDENTS TARDIFS DES SUITES DE COUCHES

1° **Les suppurations pelviennes.** — La propagation de l'infection
par la voie lymphatique se fait dans le péritoine ou dans le
tissu cellulaire pelvien.

a) Dans le péritoine elle peut soit se localiser, soit se généraliser. Cette dernière terminaison, la péritonite purulente
généralisée, est rarement observée aujourd'hui. Lorsque cet
accident redoutable se produit, il s'annonce par les graves
symptômes généraux péritoniques, élévation de la température,
petitesse et fréquence du pouls, vomissements porracés, facies
abdominal, pendant que, localement, le ventre est ballonné,
extrêmement douloureux dans toute son étendue. Les symptômes généraux s'accusent très rapidement, et la mort sur
vient. Cette péritonite, généralisée d'emblée, appartient plutôt
à la classe des accidents immédiats qu'à celle des accidents
tardifs.

Les péritonites localisées s'observent plus souvent dans la
période avancée des suites de couches ; elles offrent un tableau
clinique bien différent de celui qu'on observe dans la péritonite généralisée. Le début des accidents locaux est tardif et se
produit toujours au moins dans la deuxième ou la troisième
semaine des suites de couches. Ces accidents ont toujours été
précédés d'accidents immédiats, dans la première semaine,
parfois légers en proportion de l'importance des accidents tardifs.

Ces accidents s'observent chez une femme ayant eu, dans les
premiers jours des suites de couches, des élévations de température assez marquées, puis suivies de chute. On peut les
rencontrer aussi chez une femme ayant eu des élévations de
température peu accentuées, mais persistantes, sans atteindre
ou dépasser 39°. Le plus souvent, un traitement énergique n'a

pas été appliqué, lors de ces premiers accidents ; ou même
quelquefois, mais plus rarement, malgré un traitement bien
conduit, on voit, dans le cours de la deuxième ou de la troisième semaine, alors que l'on croyait en avoir fini avec l'infection, on voit les accidents se produire. La femme signale
une région très douloureuse dans son ventre, siégeant sur les
côtés de l'hypogastre, ou s'étendant à l'une, quelquefois aux
deux fosses iliaques. Si l'on palpe la partie sensible, cette
exploration provoque des douleurs très intenses qui cessent
dès que l'on palpe en dehors de la région malade, de telle
sorte que la douleur, provoquée par l'exploration, dessine
déjà le siège et la forme de la localisation. Celle-ci présente
une consistance pâteuse, rénitente, accessible souvent aussi
par le toucher, mais peu facile à délimiter nettement par ce
mode d'exploration. Il est très difficile aussi d'établir nettement le siège intra ou extra-péritonéal de la suppuration, de
faire un diagnostic ferme de pelvi-péritonite ou de phlegmon
pelvien, dans cette période du début.

A côté de ces phénomènes locaux, il s'est produit une élévation de la température souvent brusque, quelquefois progressive, suivie de rémissions quotidiennes le matin ; mais ces
rémissions, donnant à la courbe thermique de grandes oscillations, présentent peu souvent une chute à la température normale. Les élévations de température peuvent être accompagnées de frissons plus ou moins violents. Cette période fébrile
peut durer quatre ou cinq jours, une semaine ; puis, la température tombe brusquement, ou progressivement. L'état général s'améliore, ainsi que l'état local. La région empâtée n'est
plus douloureuse, on peut l'explorer, elle paraît s'être limitée,
ses contours sont plus nets.

Les choses peuvent rester en l'état, et on peut voir l'état
local s'amender, la tumeur diminuer, et peu à peu disparaître.
D'autres fois, cette période de calme est troublée par une ou
plusieurs poussées successives, où l'on retrouve les symptômes, quelquefois atténués, de la première poussée. Dans
ces poussées successives, on peut voir, soit la tumeur primitive augmenter, redevenir douloureuse, ou bien l'on peut voir
de nouvelles localisations se produire dans l'autre côté du bassin.

De cet ensemble symptomatique témoignant d'une infection

localisée, il faut retenir le peu de tendance de cette infection à se généraliser ; elle montre, au contraire, une tendance très marquée à se localiser, à s'enkyster ; le processus, s'il continue, entraîne de nouvelles localisations, plutôt que l'accroissement des phénomènes déjà localisés.

b) Dans le tissu cellulaire-pelvien la propagation de l'infection donne lieu aux phlegmons du ligament large, dont la symptomatologie se confond, au début, avec les suppurations localisées dans le péritoine. Ce n'est que lorsqu'on constate une diffusion suivant les plans aponévrotiques pelviens, que l'on peut établir le siège extra-péritonéal de la suppuration.

2° Symptômes de la phlegmatia alba dolens. — Les symptômes de la phlegmatia répondent bien à la propagation lente de l'infection sur l'endoveine, suivie d'accroissement du thrombus qui oblitère les vaisseaux. La caractéristique de ces accidents infectieux est de se développer tardivement.

C'est, en effet, après la première semaine, quelquefois dans la deuxième, mais plus souvent dans la troisième semaine, ou plus tard qu'éclatent les accidents de la phlegmatia alba dolens.

Le plus souvent, le début est brusque. La malade accuse une *douleur* assez vive, siégeant tantôt à l'aine ou à la partie interne de la cuisse, soit au creux poplité, ou sur un point du trajet de la saphène ou de la veine fémorale. Cette douleur a fait son apparition progressive en quelques heures ; elle est, par exemple, signalée à la visite du soir, chez une femme qu'on avait laissée bien portante le matin. En même temps que cette douleur, on constate, au niveau du membre inférieur atteint, les particularités suivantes :

Il y a de l'*œdème*, qui peut, en très peu de temps, acquérir de grandes proportions ; il occupe le plus souvent tout le membre inférieur jusqu'à l'aine, et peut s'étendre à la fesse et à la paroi abdominale. Le membre œdématié présente une teinte blafarde, *blanche*, sur laquelle se voient les lignes bleuâtres des veines. La tension de cet œdème est parfois assez considérable, et la dépression produite par le doigt s'efface presque instantanément. On trouve le trajet des veines douloureux à la pression, et l'on peut parfois sentir ces vaisseaux, sous l'aspect de cordons durs et noueux, roulant sous les doigts. C'est l'œdème blanc douloureux, ou phlegmatia alba dolens.

Le membre malade présente une *impotence fonctionnelle* absolue ; il est comme meurtri, le pied déjeté en dehors, et le moindre mouvement provoqué entraîne des douleurs très vives.

A côté de ces signes, il en est un, moins apparent, qui peut échapper si on ne le recherche pas, mais qui n'en a pas moins une grande valeur au point de vue du diagnostic de l'affection, c'est l'*élévation de la température locale*, élévation suffisamment marquée pour qu'elle puisse être très facilement appréciée à la main, en tâtant successivement le membre malade et le membre sain. Cette élévation de la température locale est un symptôme constant, qui souvent est le premier en date et permet d'annoncer la phlegmatia avant même l'apparition de l'œdème et de la douleur ; ce phénomène persiste même après la disparition des autres symptômes, et, lorsqu'il disparaît, l'affection est guérie. Cette élévation de la température locale, d'après les recherches de Damaschino (communication orale, *in* thèse Troisier), n'est que de quelques dixièmes de degré, et s'élève rarement à un degré.

Il est fréquent d'observer une hydarthrose de l'articulation du genou, qui peut même précéder l'apparition de l'œdème et de la douleur.

En même temps que ces phénomènes locaux, il y a des *symptômes généraux*, variables, suivant l'intensité de l'affection. Il y a toujours, en effet, une élévation de température coïncidant avec le début des accidents. Cette élévation peut être plus ou moins considérable ; parfois elle ne dépasse pas 38 ou 38°,5, mais elle se produit toujours d'une façon brusque, et se maintient au-dessus de la normale, avec des rémissions matinales, pendant deux, trois, quatre ou cinq jours, puis redescend à la normale.

Mais, si la température s'élève brusquement, au moment où se produisent les accidents locaux de la phlegmatia, elle avait déjà subi des élévations même très légères, dans les premiers jours qui ont suivi l'accouchement, et cela a été bien vu par Siredey, puis par Widal, qui a beaucoup insisté sur ce fait. L'infection, en effet, est contemporaine du travail, et elle a manifesté sa présence, dès les premiers jours des suites de couches. (Voir le tableau de nos observations, 3° partie.)

Il y a eu, dès ces premiers jours, une réaction générale, si légère qu'elle soit, qui a témoigné de la présence de l'infection.

Nous verrons, à propos du traitement, quelles doivent être les conséquences de cette constatation.

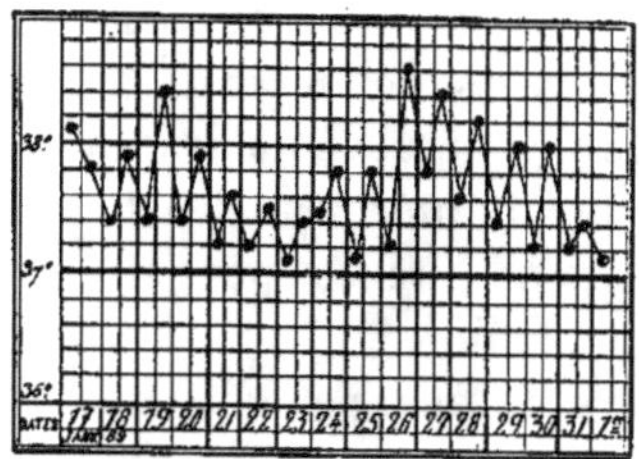

TRACÉ 13. — *Phlegmatia alba dolens, mort par embolie.*
(Voir IIIe partie, tableau des phlegmatia alba dolens). Apparition de la phlébite le dixième jour, mort le seizième jour. (Obs. n° 29, 1889.)

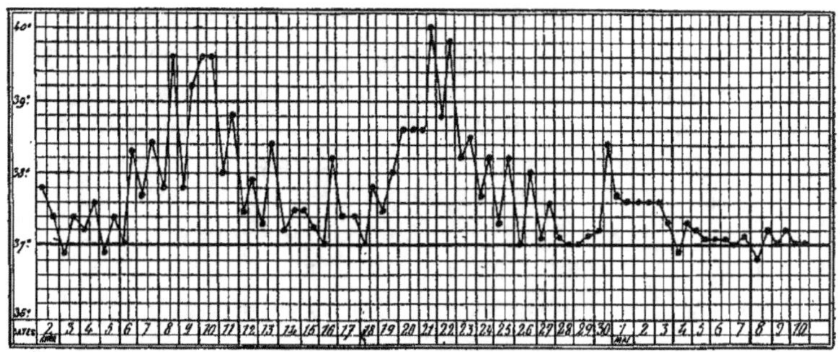

TRACÉ 14. — *Phlegmatia alba dolens double.*
(Voir IIIe partie. Obs. 460, 1893.)

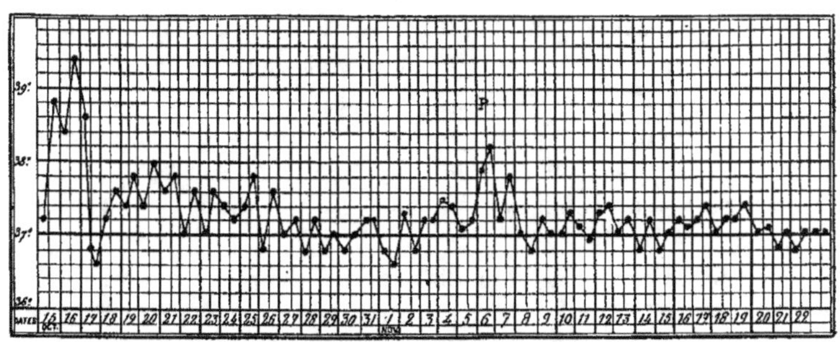

TRACÉ 15. — *Phlegmatia alba dolens simple, guérison.*
(Voir IIIe partie, tableau des phlegmatia alba dolens. (Obs. n° 919, 1890.)
Début de la phlébite, le vingt-troisième jour.

Il nous reste auparavant à considérer la marche, la durée, la terminaison et les complications de la phlegmatia alba dolens.

L'affection, constituée par les symptômes indiqués ci-dessus, évolue de la façon suivante : Pendant la période fébrile, les douleurs, le gonflement, l'élévation de la température locale peuvent aller en progressant ou rester stationnaires ; puis, lorsque la température générale s'abaisse, la douleur s'atténue, le gonflement s'arrête ou diminue ; mais la température locale, quoique paraissant moins intense, persiste, et persiste souvent jusqu'à la fin de la maladie.

Un certain nombre de fois, pendant que la maladie paraît en voie de résolution, alors que la température depuis plusieurs jours reste normale, il se produit une nouvelle élévation de cette température, en même temps qu'apparaissent sur l'autre membre inférieur, jusque-là demeuré sain, les symptômes observés précédemment sur le premier membre atteint. L'évolution de cette nouvelle phlegmatia est soit analogue à la première, ou plus légère, soit plus intense, suivant les cas. C'est la phlegmatia double, que nous avons constatée 6 fois sur nos 29 observations, ce qui entraîne une prolongation de la durée de l'affection. Cette durée, quand l'affection est simple, est d'environ un mois, mais peut durer plus longtemps, ainsi qu'on pourra s'en assurer par nos observations.

La terminaison la plus fréquente est la guérison, qui s'accomplit progressivement. Elle est marquée par la diminution du gonflement et l'abaissement de la température locale ; l'impotence fonctionnelle du membre peut persister encore longtemps. Les mouvements ne reviennent que très graduellement, et le membre reste, pendant une assez longue période, qui peut durer une année ou plus pendant laquelle la station debout est mal supportée, suivie rapidement d'œdème très marqué du membre inférieur malade. Il est exceptionnel de se trouver aujourd'hui en présence de la terminaison par suppuration observée autrefois, et qui pouvait entraîner la mort par pyohémie.

Si la femme atteinte de phlegmatia a presque toutes les chances de guérir, elle n'en reste pas moins exposée, pendant toute l'évolution de la maladie, à un accident redoutable, la mort subite par embolie pulmonaire ou cérébrale.

Le caillot veineux, qui gêne la circulation, peut très facilement se fragmenter au niveau de son extrémité terminale, qui, devenue libre, est lancée dans le système circulatoire, et peut aller se localiser dans un viscère important, entraînant, sinon toujours la mort, du moins le plus souvent des accidents graves. Cette mobilisation du caillot peut être provoquée par un mouvement de la malade, ou par une intervention locale intempestive, une friction par exemple ; parfois la cause échappe à toutes les investigations. Toutefois, cette terminaison est rare ; nous ne la notons qu'une fois dans nos observations. Mais il ne faut pas oublier que l'embolie peut se produire plus tard, à une période avancée de la maladie, même quarante jours après l'accouchement, ainsi que nous avons pu récemment en observer un exemple, depuis 1894, en dehors de la statistique présentée plus loin.

Si, le plus souvent, la lourdeur et l'impotence d'un des membres inférieurs constituent la première et seule manifestation sensible (hors l'hyperthermie) qui précède et annonce la phlegmatia alba dolens, c'est-à-dire la douleur, l'œdème et l'induration de la veine, il n'est pas rare, non plus, de rencontrer de véritables *signes précurseurs* apparaissant non plus quelques heures, mais quelques jours, trois ou quatre le plus communément (dans 3 cas observés par l'un de nous, huit jours), avant l'apparition de la phlegmatia, et siégeant non pas au niveau du membre malade, mais au niveau du thorax.

Ces signes précurseurs déroutent généralement le médecin non prévenu de leur signification et lui font porter un diagnostic erroné.

En effet, quand chez une femme accouchée depuis plus d'une semaine généralement, et chez laquelle souvent une légère hyperthermie a été seule constatée ou même a été méconnue, survient un point de côté, une douleur plus ou moins vive dans une épaule, le médecin appelé porte le diagnostic de névralgie ou de débuts de pleurésie ou de pneumonie, surtout si, arrivant quelques heures après l'apparition de la douleur, il constate, ce qui est la règle, une accélération et un défaut d'ampleur des mouvements respiratoires. La percussion et l'auscultation de la poitrine vont encore l'entraîner dans l'erreur, car on peut rencontrer dans ces cas tous les signes des affections pulmonaires, tantôt localisés, tantôt généralisés, depuis le bruit skodique jusqu'à la matité, depuis l'absence de murmures vésiculaires, le râle sibilant, crépitant, jusqu'au souffle le mieux caractérisé.

Aussi, avons-nous vu les maîtres de l'auscultation les plus autorisés changer leur diagnostic du matin au soir et du soir au matin, annoncer alternativement l'existence d'une pleurésie, le matin sèche, le soir avec épanchement, faisant place à une pneumonie à laquelle venait se substituer, le lendemain, une broncho-pneumonie avec congestion ou apoplexie pulmonaire, cela quand apparaissaient des *crachats hémoptoïques*.

A l'heure actuelle, quand nous voyons survenir pendant les suites de couches, un point de côté peu accusé ou souvent une douleur à faire jeter des cris, douleur au niveau de l'épaule coïncidant avec un trouble dans le rythme des mouvements respiratoires, nous pensons tout de suite à l'existence d'*embolies pulmonaires*, non pas à celles qui apparaissent dans le cours ou à la fin de la phlegmatia, et qui tuent plus ou moins rapidement, mais à de petites embolies qui provoquent les symptômes ci-dessus énumérés, et sont suivies, dans un laps de temps qui varie de deux à huit jours, de l'apparition d'une phlegmatia alba dolens. Dans 12 cas où nous avons pu suivre la marche des accidents, nous avons vu survenir 5 fois la phlegmatia au niveau du membre inférieur gauche seul ; 6 fois la phlegmatia fut double; 1 fois la phlegmatia fut observée au niveau du membre supérieur gauche, les membres inférieurs restèrent indemnes.

Ainsi donc, la phlegmatia alba dolens peut être annoncée par l'apparition de signes précurseurs constituant une scène se déroulant ainsi : points de côté ou douleur au niveau du thorax ou de l'épaule, dyspnée; quelquefois, orthopnée; phénomènes de percussion et d'auscultation extrêmement fugaces et variables; crachats hémoptoïques, et finalement phlegmatia.

Il ne faut pas confondre ces embolies pulmonaires microbiennes avec les embolies pulmonaires du cours ou de la fin de la phlegmatia, qui alors tuent par obstacle mécanique, l'obstruction produite par un caillot.

Voici un exemple de ces phlébites à début pulmonaire :

Insertion du placenta sur le segment inférieur. — Présentation de l'épaule. — Hémorragie. — Procidence du cordon. — Délivrance artificielle. — Phlegmatia alba dolens (Obs. 256). (Voir troisième partie, tableau des phlébites.)

La nommée C..., primipare, entre à la Clinique Baudelocque, le 12 avril 1890. Dernières règles le 29 juillet; grossesse de sept mois et demi environ. — Le palper fait reconnaître une présentation de l'épaule qu'on transforme, par manœuvres externes, en présentation du sommet.

Le 13 avril, à une heure du matin, au début du travail, hémorragie considérable. Transportée à la salle de travail, les membranes se rompent spontanément au moment où on allait les rompre. — On constate alors une procidence du cordon. — Rétropulsion du cordon à l'aide de la main. A cinq heures cinquante-cinq, expulsion spontanée d'un enfant de 2.280 grammes, ne respirant pas. Délivrance artificielle une heure après l'accouchement pour hémorragie.

Le deuxième jour après l'accouchement, la température s'élève à 38°,2 le soir ; le troisième jour, à 38°,6 ; le quatrième jour, à 38°,2 ; le cinquième jour, à 38°,3 ; le sixième et le septième jour, elle n'atteignit pas 38, mais resta à 37°,5. Le neuvième jour, la température était normale, et resta ainsi jusqu'au quatorzième jour.

L'état général paraissait parfait quand, subitement, cette femme éprouva une douleur très vive dans le côté gauche avec maximum au niveau de l'épaule. Bientôt la respiration devint haletante et extrêmement douloureuse. — L'auscultation ne révéla que des râles sibilants. Rien à la percussion. Ventouses sèches. — État stationnaire pendant la nuit et la journée ; mais la température s'éleva à 37°,8 ; puis, le lendemain, à 38, pour atteindre 38°,4 le troisième jour après l'apparition des points de côté. Ce jour-là, douleur au niveau du mollet gauche, et œdème le soir.

Immobilisation du membre. — Applications de compresses trempées dans la solution saturée de chlorhydrate d'ammoniaque, etc. — Guérison complète et sortie de la Clinique Baudelocque le quarantième jour.

Au point de vue de la *fréquence* de la phlegmatia alba dolens, nous assistons à quelque chose de paradoxal en apparence. En effet, tandis que M. Hervieux déclare, en 1870, qu'il lui est arrivé de passer des années sans voir de phlegmatia dans son service, il n'est point d'années où l'on ait à en observer des cas dans un grand service comme celui de la clinique Baudelocque ; ou, dans ce même service de M. Hervieux à la Maternité, ainsi que le remarquent MM. Labadie-Lagrave et Goujet.

Nous trouvons l'explication de ce fait dans l'observation, faite par M. Hervieux lui-même, que c'était dans les années d'épidémie puerpérale que l'on constatait le moins de phlegmatia, parce que les femmes succombaient avant de pouvoir arriver à la période de ces accidents tardifs. Car, si l'on restait alors plusieurs années sans observer de phlegmatia, lorsqu'il s'en produisait, on en constatait en plus grand nombre qu'aujourd'hui, une moyenne de 8 par an, comme dans les années de 1868 et 1869 à la Maternité.

Les chiffres de la fréquence de la phlegmatia apportés par

les auteurs témoignent de semblables oscillations, dont il est facile de s'expliquer la cause.

Aujourd'hui, ainsi qu'on pourra s'en assurer par les chiffres que nous donnons, la fréquence de la phlegmatia n'est plus en raison inverse de la morbidité, mais en raison directe de cette morbidité.

Les observations de la Maternité de Lariboisière et de la Clinique Baudelocque peuvent être ainsi réparties par années, de 1883 à 1894 inclusivement :

1883..	868	accouchements,	1	phlegmatia, soit.	0,11	0/0
1884..	681	—	3	—	0,44	0/0
1885..	757	—	2	—	0,26	0/0
1886..	616	—	3	—	0,48	0/0
1887..	754	—	1	—	0,13	0/0
1888..	1.262	—	4	—	0,32	0/0
1889..	106	—	3	—	2,83	0/0
1890..	1.244	—	4	—	0,32	0/0
1891..	1.654	—	4	—	0,24	0/0
1892..	1.834	—	1	—	0,05	0/0
1893..	1.920	—	1	—	.0,05	0/0
1894..	2.139	—	2	—	0,09	0/0
TOTAL. 11 ans.			29			

Il est facile, en regardant ces chiffres, de constater que, dans ces dernières années, le nombre des phlébites, diminue, alors que le chiffre des accouchements augmente, ce qui est d'accord avec les constatations portant sur la mortalité générale par septicémie, ce résultat doit être attribué à l'action du traitement employé contre l'infection, lors des premiers accidents.

Ces chiffres ne sauraient présenter la proportion réelle des cas de phlegmatia alba dolens dans l'infection puerpérale. En effet, tout le monde sait que la plupart des femmes, malgré les observations qu'on leur fait, veulent quitter les maternités vers le dixième jour ; il n'est pas douteux qu'un certain nombre d'entre elles, ayant eu des élévations de température dans les premiers jours, ont des phlegmatia alba dolens, qu'elles vont faire soigner dans d'autres services ; elles échappent, par conséquent, au contrôle de la maternité d'où elles sortent. Mais, cette restriction faite, il faut reconnaître que la phlegmatia alba dolens sera d'autant plus rare qu'on aura évité, ou combattu énergiquement, l'infection dans ses premières heures, et

qu'elle sera d'autant moins dangereuse qu'on tiendra, lorsqu'elle aura fait son apparition, une ligne de conduite que nous
préciserons plus loin.

On peut, d'après l'examen de nos observations (Voir tableau,
troisième partie), faire aussi les constatations suivantes :

1° La phlegmatia alba dolens s'est montrée, sur 29 fois,
20 fois chez des femmes accouchant à terme, et 9 fois chez des
femmes accouchant avant terme. Parmi ces dernières, 5 étaient
à huit mois de grossesse, et 4 à sept mois. Dans cette longue
période, il n'a donc pas été donné de constater la phlegmatia
alba dolens après l'avortement;

2° Ces 29 femmes comprennent 16 primipares et 13 multipares ;

3° 8 femmes venaient de la salle des femmes enceintes, et
21 du dehors, ayant reçu, par conséquent, des soins antiseptiques imparfaits ;

4° L'état de la dilatation à l'entrée de ces femmes n'est pas
noté dans 18 observations, mais il peut être ainsi réparti dans
les autres cas :

```
Dilatation complète..............................  3 cas.
     —      comme une paume de main...........  2  —
     —      comme une pièce de 5 francs ou au
dessous.......................................  5  —
Femmes accouchées en ville..................  1  —
```

5° Les observations sur la date de la rupture des membranes n'ont pas été consignées dans 4 cas. Cette rupture a
été :

```
Tempestive .....................................  13 fois.
Précoce ........................................   7  —
Prématurée.....................................    5  —
```

6° Le temps compris entre la rupture des membranes et
l'expulsion n'a pas été noté dans 5 cas.

Il a une durée de :

```
Deux heures, ou au dessous.....................  11 cas.
Au dessus de deux heures.....................   13  —
```

7° La durée totale du travail, non indiquée dans 2 cas, a été le plus souvent prolongée, puisqu'elle est :

Au-dessous de douze heures...................... 10 fois.
Au-dessus de douze heures...................... 17 —

8° Des opérations ont été pratiquées 7 fois sur ces 29 cas (6 forceps, 1 version) ;

9° Il y a eu 6 cas de délivrance artificielle, 5 cas de délivrance incomplète ;

10° La durée de la période de délivrance, non signalée dans 8 cas, a été 9 fois au-delà d'une heure ;

11° Six enfants sont morts pendant le travail ;

12° 14 fois, sur nos 29 observations, la grossesse et l'accouchement ont présenté les particularités suivantes :

Pneumonie.. 1
Albuminurie 1
Hémorragie avant la délivrance....................... 1
Grossesses multiples (2 grossesses doubles, 1 grossesse triple).. 3
Insertion vicieuse du placenta....................... 4
Enchatonnement du placenta........................... 1
Hydramnios... 1
Hydrocéphalie 1
Fibrôme.. 1

13° La date du début de la phlébite n'est pas indiquée dans 3 cas. La date du début dans les 26 autres observations est la suivante :

Première semaine, 4 cas : 6°, 7°, 7°, 7° jour.
Deuxième semaine, 7 cas : 8°, 9°, 9°, 9°, 10°, 10°, 12° jour.
Troisième semaine, 8 cas : 15°, 16°, 16°, 17°, 18°, 18°, 19°, 20° jour.
Quatrième semaine, 7 cas : 22°, 23°, 24°, 24°, 26°, 30°, 30° jour.

L'affection a donc débuté 22 fois, sur 26, après la deuxième semaine.

14° La phlébite double a été observée 6 fois.

Date de la première phlébite : 12°, 20°, 30°, 9°, 30°, 7° jour.
Date de la deuxième phlébite : 16°, 20°, 41°, 21°, 45°, 20° jour.

La phlébite, double d'emblée dans 1 cas, s'est montrée du quatrième au cinquième jour après le début de la première phlébite;

15° Sur nos 29 observations, 1 seule femme a succombé à une embolie.

Dans tous ces cas, on a employé le traitement indiqué au chapitre suivant.

CHAPITRE II

TRAITEMENT DES ACCIDENTS INFECTIEUX TARDIFS
DES SUITES DE COUCHES

Sommaire. — I. Traitement des suppurations pelviennes.
II. Traitement de la phlegmatia alba dolens.

I

TRAITEMENT DES SUPPURATIONS PELVIENNES

Les suppurations pelviennes, comme toutes les suppurations,
doivent être l'objet d'un traitement chirurgical, mais celui-ci
ne doit être pratiqué qu'en temps opportun.

Le moment est venu de nous expliquer sur l'absence de
toute mention du traitement chirurgical dans la première
partie de cet ouvrage, à propos du traitement des accidents
précoces de l'infection puerpérale. La raison en est bien simple :
c'est qu'il n'existe pas, à l'heure actuelle, de traitement chirurgical de l'infection puerpérale précoce.

Depuis 1886, époque à laquelle M. Bouilly [1] eut l'idée de
pratiquer la laparotomie avec lavage dans la péritonite puerpérale, il a pratiqué 6 fois cette opération, il a eu 2 succès et
4 morts. Il intervint dans des cas désespérés, et ces deux succès méritent d'être pris en considération.

M. Tarnier [2] a réuni 14 observations, en y comprenant celles
de M. Bouilly, ayant trait à des péritonites puerpérales traitées

[1] Bouilly, *Traitement chirurgical de la péritonite* (*Congrès de chirurgie*, 1890),
p. 223.
[2] S. Tarnier, *De l'asepsie et de l'antisepsie en obstétrique*. Paris, 1894.

par la laparotomie, et sur ces 14 observations il y a eu
6 guérisons. Mais il est évident que, dans ces observations, il ne
s'est pas toujours agi d'infection prise à une période précoce,
comme dans l'observation due à Raymond, dans laquelle la
femme fut laparotomisée avec succès le trentième jour des
suites de couches.

On a tenté quelques ablations de l'utérus dans les premiers
jours des suites de couches, soit par la voie abdominale, soit
par la voie vaginale, dans des cas de rétention placentaire ou
de septicémie puerpérale. Nous avons pu distinguer des cas
appartenant à cette période précoce dans la thèse de Wintrebert [1] :

I. SCHULZ (d'Iéna) [2]. — Laparotomie avec amputation du corps de
l'utérus pour rétention du placenta et septicémie puerpérale, le *sixième
jour* après un accouchement prématuré de sept mois ; guérison [3] (Thèse de
Wintrebert).

II. SKUTSCH (d'Iéna). — Laparotomie, ablation de l'utérus pour rétention placentaire et infection puerpérale après un accouchement prématuré
à sept mois ; guérison [4] (Thèse de Wintrebert).

III. PRICE. — Péritonite puerpérale, laparotomie et ablation des
annexes, le *douzième jour* après l'accouchement [5] (Tarnier).

IV. LAPTHORN SMITH. — Laparotomie pour péritonite puerpérale *au
début*, suivie de l'amputation de l'utérus, guérison [6] (Tarnier).

V. GOLDSBOROUGH (de New-York). — Laparotomie suivie d'amputation
utéro-ovarique pour infection puerpérale, le *cinquième jour* après l'accouchement, guérison [7] (Thèse de Wintrebert).

VI. A. SIPPEL. — Laparotomie et amputation supra-vaginale d'un utérus
puerpéral septique, le *seizième jour* après l'accouchement ; guérison [1]
(Thèse de Wintrebert).

L'*hystérectomie vaginale* a été pratiquée pour infection puerpérale *précoce* dans les 2 cas suivants réunis par Wintrebert.

[1] WINTREBERT, *De l'ablation de l'utérus dans les infections puerpérales*. Thèse,
Paris, 1895.
[2] Relation faite à la section gynécologique du LIXᵉ Congrès des médecins alle-
mands à Berlin. *Centralblatt für Gyn.*, 1886, n° 47, p. 765.
[3] *Centralblatt für Gynœk.*, n° 1, p. 12, 1888.
[4] PRICE, *Early operation in purulent peritonitis Philadelphia Medical News*,
9 août 1890, p. 142.
[5] LAPTHORN SMITH, *Un cas de péritonite puerpérale traité par l'amputation de
l'utérus (Der Frauenarzt*, mars 1892, p. 195).
[6] *New-York Medical Journal*, 18 février 1893.
[7] *Centralblatt für Gyn.*, 16 juillet 1894.

I. Roosemburg (de la Haye). — Extirpation totale vaginale de l'utérus pour une rétention placentaire avec putréfaction ; six jours après un avortement de quatre mois ; guérison[1].

II. Bouilly (Thèse de Wintrebert). — Hystérectomie vaginale pour rétention placentaire, le *septième jour* après un avortement de cinq mois. Mort.

La lecture de ces observations, dont nous nous sommes contentés de donner la nomenclature, montre que l'intervention opératoire a été une tentative désespérée, tantôt heureuse, tantôt malheureuse ; mais nous ne trouvons pas dans ces faits la formule d'un traitement chirurgical à opposer aux accidents infectieux dans les premiers jours des suites de couches. On peut se demander, en outre, si, dans un certain nombre de ces cas, le curage, le curettage, le recurettage, l'irrigation continue, employés méthodiquement suivant les indications que nous avons données (première partie), n'auraient pas pu éviter des interventions aussi importantes.

Dans les cas de septicémie avec rétention placentaire, à notre point de vue, tout n'a pas été tenté, si, avant de faire une laparotomie et une ablation d'utérus, on n'a pas cherché, à l'aide des merveilleux moyens dilatateurs que nous possédons aujourd'hui dans la série des ballons Champetier de Ribes, à produire une dilatation suffisante pour faire le curage avec les doigts et non pas avec une curette, comme cela a été tenté avant les hystérectomies.

En résumé, la laparotomie avec lavage du péritoine peut paraître, en cas de péritonite purulente avérée, après échec de tous les moyens de traitement, justifiée dans des cas désespérés. Mais rien n'autorise encore à recommander cette conduite qui, par ses difficultés d'exécution et les responsabilités qu'elle impose, ne paraît pas destinée à être entre les mains de tous.

L'hystérectomie, l'ablation d'un utérus profondément infecté, peut sembler rationnelle. Mais à quel moment opérer ? Si l'on opère avant les accidents graves, témoignant d'une infection généralisée, on s'expose à enlever beaucoup d'utérus inutilement, dans des infections qu'un curettage, ou même une simple injection intra-utérine, aurait pu faire disparaître. Enlever l'utérus quand les accidents prouvent que l'infection

<hr>

[1] *Nederland ligdsch. v. Geneesk*, n° 21, 1889.

est généralisée, sera-ce une intervention suffisante, et en tous cas inoffensive ?

En résumé, il n'existe pas de traitement chirurgical des accidents précoces de l'infection puerpérale en dehors des procédés que nous avons recommandés (première partie) et qui, en somme, sont des moyens chirurgicaux. Nous tenions à exprimer cette opinion à cette place, avant d'aborder l'étude du traitement chirurgical des accidents tardifs de l'infection, qui mérite d'être discuté.

Il faut, avec M. Tarnier, faire rentrer dans la catégorie des accidents tardifs ces péritonites purulentes traitées par la ponction, ou par l'incision abdominale ou vaginale[1]. Ces procédés sont remplacés aujourd'hui par des interventions plus complètes soit par la voie abdominale, soit par le vagin. Nous ne voulons pas ici discuter sur la valeur des procédés opératoires, mais seulement sur l'heure de leur application.

Nous ne posons, bien entendu, la question du traitement des suppurations pelviennes que dans la période des suites de couches, dans les cinq ou six semaines qui suivent l'accouchement ; toutes nos conclusions s'adressent à cette période, qui est observée par les accoucheurs, et échappe le plus souvent aux chirurgiens, à qui nous abandonnons en toute conscience les indications à suivre quand la période puerpérale est écoulée.

Doit-on, en présence de suppurations pelviennes dues à l'infection puerpérale, intervenir chirurgicalement au plus tôt, ou s'abstenir, attendre, remettre l'intervention à plus tard ?

Nous n'avons d'autre réponse à donner à ces questions que celle tirée de notre pratique. Sur le nombre considérable de femmes qu'il nous a été donné d'observer, nous ne trouvons aucune observation de femme ayant succombé à ces accidents tardifs d'infection localisée. Chaque fois que nous nous sommes trouvés en présence de ces accidents, nous nous en sommes tenus à l'expectation, et nous l'avons crue préférable à l'intervention pratiquée dans les circonstances visées, c'est-à-dire dans la période puerpérale.

Quelles sont les raisons de cette abstention ? Le résultat

<hr>

[1] Truc, *Traitement chirurgical de la péritonite*. Th. Ag. Paris, 1886. — Alix, cité par A.-C. Baudelocque, *Traité de la péritonite puerpérale*. Paris, 1830. — De Laplagne, *Gazette des hôpitaux*, 1861, p. 455. — Besnier, *Union médicale*, 1887, p. 778. — Tarnier, *loc. cit.*, p. 716.

matériel suffirait à la justifier, puisque, nous le répétons, nous n'avons pas vu de femmes succomber du fait de ces accidents locaux, ou même d'une généralisation consécutive à ces phénomènes localisés, et qui est rarement spontanée. L'intervention chirurgicale, au contraire, portant sur une tumeur purulente néo-formée affectant d'intimes rapports avec le péritoine expose à une solution de continuité de cette séreuse, à son contact avec les produits septiques, que la nature isole et enkyste si soigneusement; car, la localisation une fois produite, on a peu à craindre non seulement une généralisation de l'infection, mais même sa simple propagation, surtout quand le foyer est localisé dans le péritoine. Il est bon de noter, en effet, que, dans ces poussées successives dont il a été parlé plus haut, ce n'est pas de l'augmentation du foyer primitif qu'elles dépendent, mais de la production de nouveaux foyers tirant leur origine de l'utérus infecté. Partant de cette idée, il pourrait paraître rationnel de combattre l'infection en enlevant la source même de cette infection, l'utérus, par l'hystérectomie. Rien n'autorise, à l'heure actuelle, à une telle intervention, faite d'une façon précoce; enlever l'utérus serait risquer de porter atteinte à l'intégrité de la collection et interrompre l'isolement de celle-ci vis-à-vis du péritoine. Or, ils nous semble que cela doit être évité à deux titres, d'abord parce que la collection purulente est récente, par suite très virulente, ensuite parce que, dans la période puerpérale, les lymphatiques sous-séreux du péritoine acquièrent un surcroît de développement dans leur nombre et dans leur activité, constituant, pour ainsi dire, une augmentation de la surface absorbante.

En présence des localisations phlegmoneuses de l'infection puerpérale dans le tissu cellulaire de la région pelvienne, faut-il observer la même réserve ?

L'enkystement de la tumeur purulente est, dans ces cas, moins parfait que dans le péritoine ; le foyer a plus de tendance à diffuser ; mais il ne faut pas oublier que cette diffusion se fait en dehors du péritoine, dans le tissu cellulaire, où elle peut s'atténuer sur place, tandis qu'elle ne demanderait qu'à se réchauffer, suivant l'expression de Pierre Delbet, à la moindre effraction des limites qui la circonscrivent naturellement.

Ces raisons suffisent à commander l'abstention, l'expectation, dont les faits ont démontré la justification. Si, plus tard, alors que la période puerpérale est terminée, que deux mois ou même trois mois se sont écoulés depuis l'accouchement, si l'empâtement, la fluctuation de la tumeur péri-utérine persistent, si l'on n'observe aucune tendance à la régression, l'intervention chirurgicale peut être utile, et le chirurgien s'inspirera dans le choix de la voie opératoire sur le siège anatomique et les connexions de la tumeur, mais seulement à une époque où les suites de couches sont finies et bien finies, alors que tout a disparu dans les modifications anatomiques dépendant de l'état gravide.

Les deux observations suivantes peuvent servir d'exemple pour montrer, d'une part, les difficultés opératoires et les dangers d'une intervention précoce (au trente-cinquième jour), suivie, malgré tout, de guérison, et, d'autre part, la simplicité d'exécution et les bonnes suites opératoires d'une intervention tardive, pratiquée un an après l'accouchement.

Hystérectomie vaginale. trente-cinq jours après l'accouchement. — Infection puerpérale. — Infiltration purulente de tout le tissu cellulaire pelvien. — Pyosalpinx double. — Opération de Péan. — Complications infectieuses multiples. — Fistule recto-vaginale. — Guérison [1].

La nommée R..., Marie, âgée de dix-neuf ans, entre, le 10 janvier 1893, à la Clinique Baudelocque, service de M. le professeur Pinard.

Antécédents. — Premières règles à quinze ans, régulières. — Écoulement peu abondant. Peu douloureuses. Durée : deux jours. Pas de fausse couche. Une grossesse gémellaire de sept mois. Accouchement le 10 janvier 1893, sans accidents, ni complications (Clinique Baudelocque). Les deux enfants meurent dans les premiers jours qui suivent la naissance.

Le 13 janvier, c'est-à-dire trois jours après l'accouchement, la malade est prise brusquement d'une fièvre intense (40°,5) ; en même temps, douleur vive dans la fosse iliaque droite, métrorrhagie assez abondante.

Traitement. — Transportée au pavillon d'isolement.
Application de douze sangsues.
Irrigation continue (eau phéniquée, 1/300).
L'état subaigu continue jusqu'au 7 février ; à ce moment, la température devient normale ; l'état général est satisfaisant. Pendant cette période, le toucher révèle la présence d'un utérus immobile, enclavé ; les culs-de-sac

---

[1] Observation recueillie par M. LEMASSON, externe du service. — BAUDRON, *De l'hystérectomie vaginale, appliquée au traitement chirurgical des lésions bilatérales des annexes de l'utérus (Opération de Péan).* Thèse Paris, 1894.

latéraux et surtout le postérieur semblent être remplis par une collection purulente assez abondante. L'intervention est remise.

Diagnostic. — Pyosalpinx double, pelvipéritonite suppurée. Hystérectomie vaginale, le 15 février 1893. L'accouchement avait eu lieu le 10 janvier précédent.

Faibbilité exceptionnelle de l'utérus. — A aucun moment de l'opération il n'a été possible de suivre un procédé opératoire fixe. L'utérus se déchirant sous la moindre traction, il a fallu combiner sans aucune règle toutes les manœuvres du morcellement. Ablation complète des annexes gauches, lesquelles sont représentées par une sorte d'éponge purulente sans beaucoup de pus (une cuillerée à café).

Ablation des annexes droites malades enfermées dans de fausses membranes. Immédiatement après l'opération, injection de 60 grammes de sérum artificiel. Durée : une heure.

Suites opératoires. — Le 15, au soir, état général satisfaisant ; pas de fièvre ; pouls, 100. Injection de caféine (évacuation de matières fécales par le vagin, fistule recto-vaginale).

16 février : température : matin, 38°,6 ; soir, 39°,6 ; pouls, 160 ; langue sèche.

En présence de cet état, M. Segond fait remplacer la gaze iodoformée qui entoure les pinces hémostatiques. Sérum : 60 grammes, caféine ; deux injections, glace, champagne.

17 février : Amélioration de l'état général, fièvre moins intense ; cependant encore 150 pulsations.

Ablation des pinces ; injections de bi-iodure.

Du 18 au 22 : température du soir : 39°,4. Pouls entre 130 et 120.

22 février : formation, sur la cuisse droite et la fesse gauche, d'abcès multiples au niveau des piqûres produites par les injections de sérum et de caféine.

Parmi ces abcès, les uns se terminent par simple résolution, sous l'influence de pansements humides ; les autres, au nombre de trois, sont incisés. Une escharre fessière est combattue par des pansements humides et le matelas d'eau.

Le 28 février, le soir, frisson ; point de côté. Le lendemain, 1ᵉʳ mars, pneumonie. La malade est transportée au pavillon de l'isolement.

7 mars : la malade est prise de douleurs vives au niveau du pied et du mollet ; œdème assez considérable ; phlébite de la jambe gauche.

13 mars : en même temps que s'améliore la jambe gauche, la droite se prend ; un peu d'œdème périmalléolaire ; lésion moins étendue.

15 mars au 9 avril : l'état reste à peu près stationnaire ; grande faiblesse de la malade ; anorexie à peu près complète, anémie. La température oscille autour de 38° ; les matières fécales continuent de passer, partie par l'anus, partie par le vagin.

10 avril : à partir de ce moment, l'état général devient meilleur ; la température est normale et s'y maintient ; la phlébite a disparu ; la fistule recto-vaginale existe encore.

25 avril : la malade se lève et commence à marcher ; état général très satisfaisant. Convalescence.

Du 25 avril au 13 mai : l'amélioration continue. Les matières fécales passent en partie par le vagin.

La malade part et n'a pas été revue.

Ovarite suppurée gauche. — Périannexite droite. — Hystérectomie vaginale. — Guérison. (Observation recueillie par M. Lemasson, externe du service.)

Mme D..., vingt-six ans, opérée par M. le Dr P. Segond, à la Clinique Baudelocque, dans le service de M. le professeur Pinard, le 19 février 1896.

Cette femme, réglée à douze ans régulièrement, s'est mariée à vingt-quatre ans. Pas de fausses couches. Pas de blennorrhagie. Deux grossesses terminées par deux accouchements spontanés à terme : le premier, mars 1894 ; le deuxième, le 14 juin 1895. Ces deux accouchements ont été faits chez elle par une sage-femme.

1° *Début.* — Les suites de couches immédiates du deuxième accouchement auraient été apyrétiques ; mais, le neuvième jour, la malade, s'étant levée pour aller à la garde-robe, fut prise d'un grand frisson, de fièvre et d'une douleur très violente dans le côté gauche. Pas de vomissements.

Cette poussée aiguë de pelvi-péritonite dura trois jours ; puis, la fièvre diminua et, au bout de trois semaines, l'ensemble symptomatique initial ayant disparu, la malade, se trouvant tout à fait bien, se leva pendant quatre jours.

Le quatrième jour, se trouvant fatiguée, elle reprit le lit, et une deuxième crise de pelvi-péritonite, identique à la première, se reproduisit (fièvre, frissons, douleurs).

En présence de cet état, la famille fait appeler le Dr Cancalon, qui, sur les conseils de M. Segond, mandé à son tour, fait entrer la malade à la Clinique Baudelocque.

2° *Examen à l'entrée* (11 juillet 1895), environ un mois après l'accouchement.

État général grave. Ventre très ballonné et douloureux. Constipation opiniâtre ; pas de vomissements.

Par le toucher combiné au palper, on sent l'utérus gros, dévié à droite, et en partie immobilisé par un empâtement énorme, diffus, extrêmement douloureux et chaud, remplissant tout le cul-de-sac latéral gauche qu'il déborde dans les culs-de-sac antérieur et postérieur, remplissant, en outre, toute la fosse iliaque gauche.

Bref, on se trouve en présence d'une femme présentant tous les signes généraux d'une pelvi-péritonite, et les signes locaux d'un énorme phlegmon du ligament large.

L'examen des divers appareils ne révèle rien de particulier ; les urines sont normales.

Traitement. — On se borne à surveiller la malade, en appliquant rigoureusement le traitement suivant : glace sur le ventre ; deux lavements chauds (45°) par jour ; — trois injections vaginales de biiodure de 6 litres chacune à 45°.

Amélioration de l'état général. Depuis le 11 juillet, date de l'entrée, la malade a eu *trois poussées aiguës*, mais s'espaçant toujours de plus en plus:

La première, du 11 au 17 juillet ;

La deuxième, du 20 au 24 juillet ;

La troisième, du 30 juillet au 8 août.

Pendant ces trois crises, la température vespérale atteignait 39°, pour descendre à 36° et 37°,5, le matin. Grandes oscillations. A partir du 8 août, elle devint normale, et il n'y eut plus jamais de nouvelle poussée de pelvi-péritonite. Les règles reviennent normales le 7 août. En même temps, avec un état général bon, on constatait les signes locaux suivants :

Empâtement considérablement diminué. Possibilité de circonscrire par le toucher combiné au palper une tumeur moins douloureuse, de forme ova-laire, assez mobile. Ce n'était plus l'aspect d'un phlegmon du ligament large, c'était désormais une *ovarite suppurée*.

En présence de cette amélioration locale et générale, afin de donner à une opération ultérieure, inévitable, toutes les chances de succès possibles, M. Pinard conseille à la malade de rentrer momentanément chez elle.

Elle quitte donc la Clinique le 13 octobre et, pendant quatre mois, elle garde le repos absolu au lit, et se borne exclusivement à faire des injec-tions vaginales.

3° *Examen à la rentrée* (15 février 1896). — L'état général est parfait. La malade a notablement engraissé.

Par le toucher combiné au palper, on trouve l'utérus assez gros, mais très mobile. Il est toujours dévié à droite par une tumeur grosse environ comme une orange qui dépend de l'ovaire gauche. A droite, la lésion con-siste surtout dans des adhérences. On fait le diagnostic d'ovarite suppurée gauche et de périannexite droite.

5° *Opération*. — Mercredi 19 février 1896. (*Un an après l'accouchement.*)

Hystérectomie vaginale totale. — Durée : vingt-cinq minutes. L'opération est conduite suivant le procédé ordinaire : curettage préalable de l'utérus ; libération et ablation du col après pincement des artères utérines. — Ablation de l'utérus et des annexes, par section antéro-postérieure totale du corps utérin. La moitié droite est d'abord enlevée après décortica-tion assez laborieuse des adhérences. On amène ensuite dans le cul-de-sac postérieur l'ovarite que l'on ponctionne au bistouri. Évacuation d'un plein verre à bordeaux de pus jaunâtre strié de sang, ayant plutôt l'aspect d'une sérosité louche. — Hémostase avec sept pinces ; trois lanières, dont deux iodoformées pour le pansement. Sonde de Pesser à demeure.

6° *Suites opératoires*. — Très simples, malgré une élévation thermique pendant les quatre ou cinq premiers jours.

La malade se lève le dix-huitième jour, et sort complètement guérie le 18 mars.

II

TRAITEMENT DE LA PHLEGMATIA ALBA DOLENS

Aujourd'hui que nous connaissons bien la phlegmatia alba dolens, et dans ses causes, et dans les lésions qui la produisent, il faut constater qu'il n'existe pas de traitement direct de cette affection, c'est-à-dire qu'on ne possède pas de moyens directs de lutter contre elle et d'arrêter ses progrès. Mais, si nous ne possédons pas d'action thérapeutique directe sur cette affection, nous connaissons les moyens de la prévenir par l'antisepsie, pendant l'accouchement, et par le traitement actif des premiers accidents de l'infection puerpérale. Si, malgré ces efforts, la phlegmatia se déclare, nous pouvons, par une certaine ligne de conduite, éviter, dans la mesure du possible, les redoutables complications de cette maladie, favoriser sa résolution, et réduire au minimum les infirmités qu'elle peut laisser à sa suite. C'est cette ligne de conduite suivie par nous, depuis plusieurs années, que nous tenons à préciser. Car il nous semble qu'on doit avoir de grandes difficultés, à l'heure actuelle, pour formuler ses prescriptions en présence d'une phlegmatia alba dolens, si l'on cherche un guide et un appui dans ce qui peut avoir été écrit jusqu'ici sur ce sujet.

Quand une femme présente les premiers phénomènes de phlegmatia alba dolens, elle doit être immédiatement soumise *au repos le plus absolu*. Nous avons vu que le caillot de la veine infectée pouvait se détacher à propos d'un mouvement. Il s'agit de formuler comment on entend que ce repos soit observé.

Il faut que la malade reste dans le décubitus dorsal, avec défense absolue de s'asseoir ou de se retourner dans son lit, de s'arc-bouter pour recevoir le bassin, de chercher à prendre quoi que ce soit sur sa table de nuit.

Cette prescription doit être indiquée d'abord à l'entourage, en insistant sur les dangers que peut présenter le moindre mouvement, ensuite à la malade elle-même, mais avec précaution toutefois; car, s'il est indispensable qu'elle soit avertie des dangers qu'elle court en remuant, il faut que, tout en croyant ces dangers graves, elle n'ait pas la pensée qu'ils peuvent être mortels. Cette immobilité est imposée dès l'apparition des premiers symptômes de la phlegmatia ; mais, dans tous les cas où l'on aura constaté une élévation de température dans les premiers jours des suites de couches, à moins, toutefois, que cette élévation n'ait été manifestement due à une cause étrangère à l'infection puerpérale, il sera utile, en prévision de la possibilité d'une phlegmatia, de prescrire un repos au lit plus long que dans les suites de couches normales, et le prolonger au-delà de la troisième semaine, en continuant à prendre soigneusement la température matin et soir. En cas de phlegmatia, l'immobilité prescrite de la façon sévère que nous venons d'indiquer doit être observée, non seulement pendant la période aiguë de la phlegmatia ; mais aussi, dans la période suivante, elle doit être exactement observée jusqu'à ce que l'on soit nettement dans la période de résolution. La formule adoptée par nous est la suivante : prescrire le repos absolu jusqu'à la période de régression, et le repos au lit *jusqu'à ce qu'un mois se soit écoulé, depuis la dernière élévation de température.*

Le traitement local a pour but d'abréger, dans la mesure du possible, la période aiguë d'accroissement de l'œdème, et de calmer les douleurs. Il faut dans ce traitement repousser, d'une façon absolue, les frictions et les massages, qui ne réussiraient qu'à produire la mobilisation du caillot, et les conséquences graves que cela entraîne.

Il faut, dès les premiers accidents, immobiliser le membre en *bonne attitude, en extension*, dans une gouttière, qui devra être disposée de la façon suivante :

On prendra une gouttière en fil de fer pour la jambe et la cuisse malade ; on la garnira d'une épaisse couche d'ouate, que l'on pourra augmenter au niveau des points où les pressions exercées par le poids du membre seront le plus considérable, en particulier au niveau du talon. La gouttière ouatée n'est pas indispensable, elle peut être remplacée par un sac en balle d'avoine, toujours facile à se procurer, et qui présente l'avantage de se mouler sur les parties malades. Au-dessus de cette couche d'ouate ou du sac de balle d'avoine, on disposera un taffetas ciré très large, dépassant de beaucoup par ses dimensions celles du membre malade. Sur ce taffetas ciré on placera transversalement un certain nombre de compresses longuettes pliées en trois doubles, et suffisamment longues pour envelopper facilement le pied, la jambe, la cuisse. Ces compresses doivent être disposées de façon à s'imbriquer les unes sur les autres comme dans l'appareil à fractures de Scultet.

Les premières compresses disposées ainsi sont les compresses destinées à la cuisse, les dernières sont celles du pied, elles se recouvrent d'un tiers environ.

L'appareil étant ainsi préparé, un aide soulève le membre malade, en le saisissant par la partie externe, d'une main placée en arrière du talon, au niveau du tendon d'Achille, et d'une autre main placée à la partie postérieure de la cuisse. Lentement et simultanément des deux mains, on soulève doucement le membre malade, pendant qu'un aide glisse au dessous l'appareil, le bord supérieur de la gouttière, soigneusement ouaté, arrivant jusqu'à la fesse. Ceci fait, on fait redescendre doucement le membre dans la gouttière, et on le dépose sur le lit de compresses préparées à l'avance.

Avant de fermer l'appareil, on arrose les compresses de façon à bien les imbiber avec *une solution saturée de chlorhydrate d'ammoniaque*, et l'on ramène les chefs de chaque compresse sur la partie antérieure du membre, en commençant par la compresse la plus inférieure. Quand toutes les compresses sont ainsi ramenées, on les arrose de nouveau avec la solution saturée de chlorhydrate d'ammoniaque, et l'on ferme l'appareil, en faisant se croiser les deux bords du large taffetas ciré d'enveloppe.

On dispose la gouttière en plan incliné, de façon à élever le pied à 30 ou 40 centimètres au-dessus du plan du lit.

Dans les heures qui suivent l'application de cet appareil, la femme éprouve un mieux sensible ; son membre malade se trouve soutenu, protégé, et la circulation s'y trouve facilitée par une compression douce ; la fraîcheur des compresses imbibées procure aussi un soulagement.

L'action du chlorhydrate d'ammoniaque, qui imbibe les compresses, est résolutive ; elle amène, en outre, par l'humidité, une certaine macération des téguments, en même temps que son action faiblement irritante excite la circulation périphérique. Il faut avoir soin d'imbiber les compresses trois ou quatre fois par jour; et, au moins une fois par jour, on doit, en ouvrant les compresses, examiner l'état des téguments. Au bout d'un temps variable, entre trois, quatre ou même huit jours, on voit se produire une éruption le plus souvent discrète, formée de quelques pustules entourées d'une fine auréole rose; ces pustules sont : les unes, du volume d'une tête d'épingle; les autres, plus volumineuses, ont le volume d'un pois et dépassent rarement ces dimensions, elles peuvent siéger sur toute la périphérie du membre, mais principalement sur les parties déclives, qui ont été le plus imbibées. Cette éruption paraît produite par l'action de la solution saturée de chlorhydrate d'ammoniaque; elle est le plus souvent miliaire.

Lorsque l'éruption apparaît, il faut cesser l'emploi des compresses imbibées, on soulève délicatement le membre, comme on l'avait fait pour le placer dans la gouttière, et l'on retire le taffetas ciré avec les compresses. On replace le membre tout simplement dans la gouttière, garnie d'un grand linge sec au-dessus de la couche de ouate, et on le saupoudre de poudre de riz ou d'amidon. L'éruption cesse rapidement; les pustules se sèchent, se recouvrent d'une petite croûte, qui tombe peu de jours après. Les phénomènes locaux sont considérablement amendés, la malade est en voie de guérison. Lorsqu'un mois se sera écoulé depuis la dernière élévation de température, on pourra lui permettre de s'asseoir dans son lit, puis de se lever, et l'on pourra avec avantage recourir au massage.

Le massage sera tardif, c'est-à-dire alors que l'on ne courra plus de chances de mobiliser le caillot de la veine malade; il devra être pratiqué avec des précautions particulières. Il consistera d'abord en une simple mobilisation des articulations, devenues raides à la suite de la longue immobilisation, à laquelle elles ont été soumises. Ces mouvements provoqués seront progressivement augmentés chaque jour; puis, on viendra au massage régulier, pratiqué de bas en haut, en évitant toute pression sur le trajet des veines, en particulier à la partie interne de la jambe et de la cuisse, ainsi qu'à la partie postérieure du genou. La malade retrouvera ainsi lentement l'usage de son membre malade; mais, pendant longtemps encore, il présentera de l'œdème, à la suite d'une fatigue ou d'une longue station debout. Il sera bon de conseiller l'usage d'un bas ou caleçon élastique remontant jusqu'à l'aine.

Si, au cours du traitement de la phlegmatia alba dolens, on voit se développer les mêmes accidents sur l'autre membre inférieur, et ils sont annoncés par une persistance de l'hyperthermie (Voir tracé n° 15) au-delà de cinq à huit jours, on institue alors sur l'autre membre un traitement identique.

Comme on le voit, il ne s'agit point, dans le traitement de la phlegmatia alba dolens, d'un traitement curatif, mais plutôt d'un traitement palliatif, qui a le mérite de soulager d'une façon réelle, et de mettre, dans la mesure du possible, à l'abri des graves complications qui peuvent se produire. Il est peut-être permis d'espérer que la sérothérapie, arrêtant la pullulation microbienne, dès les premières heures de l'infection, empêchera cette propagation au niveau de l'endoveine et la production du caillot, qui ont, comme conséquence, la phlegmatia alba dolens, qui ne serait plus comptée alors parmi les accidents puerpéraux. Jusque-là on a de grands *avantages* à suivre la ligne de conduite que nous venons de tracer et qui peut se résumer ainsi :

1° Immobilisation au lit, au minimum pendant trois semaines, pour toute femme ayant présenté des accidents infectieux même légers, dans les premiers jours des suites de couches ;

2° Immobilisation complète, absolue, totale, dans le décubitus dorsal, le membre placé en bonne attitude, pour toute femme atteinte de phlegmatia alba dolens, jusqu'à ce que commence la période de régression ;

3° Séjour au lit pendant un mois après la dernière élévation de température contemporaine du début de la phlegmatia ;

4° Immobilisation du membre malade dans une gouttière, en plan incliné ;

5° Enveloppement mouillé avec une solution saturée de chlorhydrate d'ammoniaque, jusqu'à l'apparition d'une éruption ;

6° Massage doux et progressif, pratiqué tardivement au moment où la femme peut se lever ;

7° Usage d'un bas à varices.

Dans la période aiguë et douloureuse du début on calmera les souffrances en administrant du chloral ou des opiacés [1].

---

[1] Voir aussi les thèses suivantes : THÉRÈSE ROSENTHAL, *Quelques considérations sur la phlegmatia alba dolens puerpérale et son traitement.* Thèse Paris, 1892 — MADAME LIEHRMANN, *Contribution à l'étude de la pathogénie et du traitement de la phlegmatia alba dolens puerpérale.* Thèse Paris, 1896.

TROISIÈME PARTIE

CHAPITRE PREMIER

PIÈCES JUSTIFICATIVES DE LA PREMIÈRE PARTIE

OBSERVATIONS DES CURETTAGES

Les observations suivantes sont celles des 38 curettages pratiqués pendant l'année 1894, à la clinique Baudelocque. Elles sont présentées, non pas suivant leur ordre chronologique, mais groupées suivant les suites de l'opération.

Premier groupe. — Cas de mort : 4 observations.

Deuxième groupe. — Cas suivis de chute de la température après le curetage : 23 observations, pouvant se répartir en deux catégories :

Première catégorie. — Cas suivis de chute *définitive* de la température : 12 cas.

Deuxième catégorie. — Cas suivis de chute *progressive* de la température : 11 cas.

Troisième groupe. — Cas dans lesquels le curettage a été suivi d'ascension de la température : 11 observations, pouvant se répartir en deux catégories :

Première catégorie. — Cas où la réascension a été suivie d'une chute définitive : 4 cas.

Deuxième catégorie. — Cas où la réascension a été suivie d'une chute progressive de la température : 7 cas.

PREMIER GROUPE

Cas de mort

Observation I (n° 703)

Température élevée au moment de l'accouchement : 39°,2. — Curettage le deuxième jour. — Mort subite : six heures après. — Autopsie. — Introduction probable d'air dans les veines utérines.

L... Anna, vingt-huit ans, primipare. Entre à la salle de travail, le 2 mai 1894, à dix heures du soir. Elle est à terme et a des douleurs depuis six heures du soir. A son entrée, la dilatation est grande comme une pièce de 50 centimes. Cette femme vient de l'Asile Michelet. Depuis huit jours, elle éprouvait du malaise, des bourdonnements d'oreilles ; la veille de son entrée, elle a perdu un peu de sang. Elle a eu, à vingt-deux

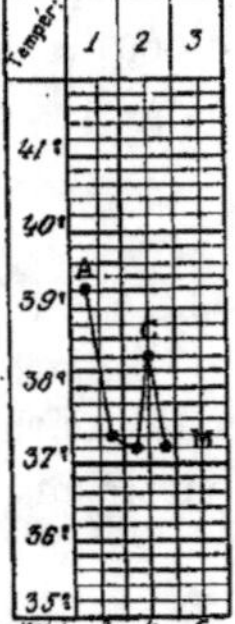

ans, la variole ; elle a été anémique. On ne trouve aucun trouble à l'auscultation.

Elle accouche spontanément à une heure quarante-cinq minutes du matin, le 3 mai, d'un enfant vivant de 3.660 grammes ; un quart d'heure après, la rupture artificielle des membranes, à la dilatation complète. Trois quarts d'heure après l'expulsion, on fait la délivrance par extraction simple. Celle-ci est complète. On pratique une injection intra-utérine, parce que la femme après l'accouchement et la délivrance a des frissons répétés ; à ce moment, la température est à 39°,2 ; le pouls, à 120.

3 mai. — Matin : 37°,2 ; soir : 37°,5.

4 mai. — Matin : 37°,2 ; soir : 38°,8 ; pouls : 108.

Le curettage est pratiqué par M. Wallich, sans aucun incident. Comme d'habitude, la femme ne fut pas endormie. Elle causait pendant l'opération avec les personnes présentes, disant qu'elle ne ressentait aucune souffrance. Une seule particularité aurait pu attirer l'attention, c'est qu'à un moment où la curette sortait du col, on vit paraître à l'orifice du sang rouge, mêlé avec des bulles d'air, et qu'on entendit en même temps un léger sifflement, comme si de l'air était aspiré par la cavité utérine. Cet air, du reste, n'attira l'attention que rétrospectivement. L'opération terminée, la malade fut replacée dans son lit, elle se trouvait très bien.

A dix heures et demie du soir, la température avait peu baissé ; elle était à 38°,4 ; mais le pouls était tombé de 108 à 96 pulsations. La femme demande à dormir.

A minuit et demi, on la réveille en prenant sa température ; elle a à ce moment 37°,2. Elle vomit un peu de lait, puis s'endort.

A deux heures et demie du matin, elle s'éveille en sursaut, appelle, dit qu'elle étouffe et qu'elle va mourir ; elle est pâle, elle a les lèvres cyanosées. On lui fait respirer de l'oxygène, on pratique des piqûres d'éther. Elle expire à deux heures cinquante-cinq, vingt-cinq minutes après.

L'autopsie, pratiquée avec l'assistance du Dr Widal, médecin des hôpitaux, ne permit de constater aucune lésion du cœur, des poumons. Le foie était un peu gras. Rien au cerveau.

Il a été noté, au niveau de la corne gauche de l'utérus, un petit épanchement, une tache ecchymotique sous-séreuse, sans communication avec la cavité utérine. Mais de ce même côté gauche, au niveau des grosses veines intra-ligamenteuses, on perçoit une crépitation gazeuse que l'on trouve se prolongeant sur le trajet veineux jusqu'à la veine cave inférieure.

L'utérus se trouve représenté page 49, fig. 16. Les coupes histologiques de cet utérus et des produits du raclage sont figurées fig. 6, 7, 8.

On a trouvé du streptocoque dans le foie et la rate, dans l'utérus, il n'y avait que des bâtonnets.

Observation II (n° 902)

Bassin vicié. — Symphyséotomie. — Femme ayant subi quatre applications de forceps en ville. — Curettage le deuxième jour. — Occlusion intestinale. — Anus artificiel. — Mort le troisième jour. — Autopsie.

La nommée Jeanne L..., secondipare, âgée de vingt-sept ans, entre à la clinique Baudelocque le 5 juin à neuf heures du matin. *Cette femme a subi en ville quatre applications de forceps.*

Elle a marché à quinze mois.

La première grossesse, en 1892, a été conduite à terme. L'accouchement a été terminé par une application de forceps. Enfant vivant.

La grossesse est à terme, l'utérus s'élève à 36 centimètres. Cette femme, à son arrivée, paraît très fatiguée ; les traits sont tirés, le teint plombé. Tout son corps est d'une saleté repoussante. Température, 38°,5. Fétidité extraordinaire. Liquide vert purée.

On constate que le fœtus est vivant, qu'il se présente par le sommet en GT. Le bassin est vicié. La dilatation est complète, la tête au détroit supérieur en obliquité postérieure.

Symphyséotomie (Bouffe de Saint-Blaise). Écartement de 6 centimètres; opération sans incident. La tête descend, application de forceps au détroit inférieur (Varnier). L'enfant naît en état de mort apparente, mais est ranimé quelques minutes après.

6 juin. — Vomissements alimentaires ayant une odeur aigre, ballonnement du ventre excessif, pouls irrégulier à 160. On retire le tamponnement vaginal qui répand une odeur infecte. Injection intra-utérine; curettage (tous les débris retirés répandent une odeur fétide).

A huit heures et demie, la température est de 38°,5; le pouls toujours irrégulier et fréquent (150).

7 juin. — N'a pas dormi de la nuit, vomissements noirâtres et fétides. — Température à huit heures du matin : 38°; 180 pulsations. Respiration fréquente, sueurs froides, marbrures sur tout le corps.

A onze heures et demie, M. Segond pratique un anus artificiel après avoir sectionné la peau; il s'échappe des gaz; l'intestin étant ouvert, il ne sort presque rien comme matières fécales et peu de gaz.

Mort à une heure du soir, le 7 juin.

L'autopsie montra que la femme avait succombé à la septicémie généralisée d'origine utérine.

OBSERVATION III (n° 1490)

Bassin vicié. — Symphyséotomie. — Femme ayant subi des touchers en ville. — Soixante-seize heures de travail. — Injection intra-utérine. — Curettage le quatrième jour. — Suppuration de la plaie symphysienne. — Mort le dixième jour.

Augustine A..., primipare, âgée de vingt-deux ans, entre à la clinique le 11 septembre 1894, à quatre heures du soir.

Elle est envoyée par un médecin et une sage-femme de la banlieue, qui lui ont donné des soins chez elle depuis le matin.

Elle a une luxation coxo-fémorale droite congénitale et a commencé à marcher à deux ans et demi.

Dernières règles le 10 décembre.

A son entrée, on constate une présentation du sommet en gauche transversale, la tête maintenue très élevée débordant fortement du côté droit du bassin.

Les membranes sont rompues depuis le matin trois heures. Le col n'est pas complètement effacé; la tête très élevée; les contractions assez fréquentes.

A neuf heures et demie du soir, le col est effacé, la dilatation grande comme une pièce de 50 centimes.

Le 12 septembre, à dix heures du matin, la dilatation est grande comme une pièce de 2 francs.

Le col est souple. Pendant les contractions assez rares, il s'est formé une bosse sanguine qui empêche d'observer la suture sagittale. Les battements du cœur du fœtus sont bons. Le liquide amniotique, normal. Le bassin est asymétrique, atrophié du côté droit (côté de la luxation), aplati du côté gauche (côté sain), mais plus large de ce côté-là

A cinq heures soir, température : 38°,5. La dilatation a fait très peu de progrès, elle est à 5 francs. Les contractions utérines sont très espacées. Liquide amniotique normal. Température : 38°,7. Les battements du cœur du fœtus, normaux. Il est décidé d'attendre.

Pendant la nuit, les contractions sont rares.

Le 13 septembre, matin, température normale ; pouls, normal. La dilatation n'a pas fait de progrès. Contractions rares pendant toute la journée.

Cinq heures du soir, température : 38°,1 ; pouls : 100. La dilatation n'a pas fait de progrès. M. Varnier décide de faire la symphyséotomie.

Six heures du soir : la femme est chloroformée. M. Varnier pratique le toucher manuel et constate que la dilatation est grande comme un peu plus de 5 francs. Bords rigides pendant la contraction. Tête élevée, appuyant mal, retenue par le bassin. En introduisant les doigts, pour explorer le segment inférieur, la tête soulevée, il sort une purée infecte, odeur de putréfaction fœtale. Jusque-là, on n'avait rien senti, rien ne s'écoulait. Il est décidé qu'il y aura deux opérateurs : l'un pour la symphyse, l'autre pour l'utérus, afin de ne pas transporter dans la plaie symphysienne les impuretés vaginales ou utérines.

A six heures vingt-cinq minutes, M. Wallich pratique la symphyséotomie et provoque un écartement de 5 centimètres. Aussitôt la tête descend et appuie sur le col ; dilatation, un peu plus de 5 francs. Deux points de suture provisoires ferment la plaie, qui contient une éponge aseptique, et l'écarteur sensible de Farabeuf, qui marque 3 centimètres et demi. Toilette vaginale, et l'on attend les contractions. La femme est réveillée. Elle est maintenue par deux aides dans la position obstétricale. Les bruits du cœur du fœtus sont normaux.

Huit heures et demie, même état ; la femme dort, épuisée. La dilatation n'a fait aucun progrès : toujours un peu plus grande que 5 francs ; même résistance des bords ; les contractions utérines sont nulles. Les bruits du cœur du fœtus normaux.

Minuit et quart : toujours pas de contractions. Dilatation stationnaire. Œdème de la vulve et du périnée. Température : 37°,2 ; pouls : 88. On place l'écarteur Tarnier à deux branches.

Le 14 septembre 1894, une heure et quart du matin : la dilatation n'a fait aucun progrès ; toujours pas de contraction utérine. On retire l'écarteur. Il est décidé de laisser la femme prendre un peu de repos. On allonge les jambes et on les rapproche. La femme s'endort. Aucune contraction utérine. Battements du cœur du fœtus normaux. A six heures du matin, M. Varnier pratique le toucher manuel. La dilatation n'atteint pas les dimensions d'une petite paume de main. Mais les bords sont dilatables. Il pratique une application de forceps. La branche gauche est placée la première en arrière. La branche antérieure (branche droite) est introduite sans difficulté. On enlève les points de suture provisoires, et l'on place entre les pubis l'écarteur sensible qui marque 4 centimètres d'écartement. On commence l'extraction, qui est gênée par le col non complètement dilaté. Mais il se dilate peu à peu sous l'influence des tractions. La tête franchit l'orifice. La vulve œdématiée est très distendue. On rapproche les cuisses et l'on presse sur les trochanters. La tête est extraite, puis les épaules, sans difficultés trop grandes, sans déchirures périnéales. L'écarteur n'a pas marqué plus de 4 centimètres pendant ces manœuvres. Aucune communication entre la plaie symphysienne et le vagin.

L'application des forceps a eu lieu à six heures cinquante minutes. On commence les tractions à six heures cinquante-cinq ; rotation de la tête à sept heures ; extraction du fœtus, à sept heures cinq.

Aussitôt après, injection vaginale et délivrance artificielle faite par M. Varnier. Injection intra-utérine et raclage digital de la cavité utérine. On relève de nombreux débris de caduque. Ce raclage est continué avec la curette promenée doucement pendant l'injection intra-utérine. Tamponnement utérin à la gaze iodoformée. Bande de gaze iodoformée dans le vagin.

On allonge les jambes et on les rapproche. Suture par M. Wallich de la plaie symphysienne. Deux points de suture profonds et trois points superficiels. La malade est placée dans le lit Herbet avec la ceinture Collin.

Température : 36°,5.

Irrigation continue. A ce moment, température : 40°,1 ; pouls : 130 ; respiration : 28.

    1 h. 30 : température : 39°,8 ; pouls : 130.
    2 h. 30 :   —   39°,8 ;   —   130.
    3 h. 30 :   —   40° ;   —   128.
    4 h. 30 :   —   40° ;   —   130.
    5 h. 30 :   —   40° ;   —   128.
    6 h. 30 :   —   39°,8 ;   —   132.
    11 h. 30 :   —   39°,6 ;   —   »
    5 h. matin :   —   40° ;   —   »
    8 h. : sirop de chloral.

16 septembre. — Injection intra-utérine. Lavement de vin. Température : 38°,2 ; pouls : 96 pulsations. Température prise après l'injection : 37°,8 ; pouls : 110.

17 septembre matin. — Température : 38°,8 ; pouls : 116. Curettage par M. Wallich. On retire des débris de caduque. — On supprime l'iodoforme. Pansement salolé. Température du soir : 39°,2 ; pouls : 114.

18 septembre. — Injection intra-utérine. Température : matin, 39°,4 ; pouls : 120. Soir : 39°,4 ; pouls : 126.

La température s'élève à 40°, la respiration n'est pas fréquente (24 par minute) ; langue rose et humide.

On sent une odeur infecte en découvrant la malade, le pansement est taché de pus.

19 septembre. — M. Varnier enlève les deux fils profonds et les trois fils superficiels. Il s'écoule du pus par les lèvres de la plaie. L'exploration digi-

tale permet d'extraire quelques caillots. Injection dans le foyer à l'eau phéniquée forte, puis au biiodure. On place un drain dans la plaie ; pansement sec avec la gaze salolée. Injection vaginale.

Température prise deux heures après : 40°; pouls : 130.

Soir, température : 40°,5 ; pouls : 130. Lavage de la plaie au biiodure, les surfaces symphysiennes ne sont pas au contact. On retire de l'espace présymphysien un gros caillot sentant mauvais. Le drain est remplacé. Pansement sec.

Dix heures du soir : M. Hartmann, chirurgien des hôpitaux, appelé en consultation par M. Varnier, examine la femme, constate un trajet de décollement, s'étendant à gauche, du volume et de la longueur du doigt, mais nulle part de collection à drainer : le débridement est suffisant. — Injection de biiodure dans le trajet. — Pansement humide. Une cuillerée sirop de chloral.

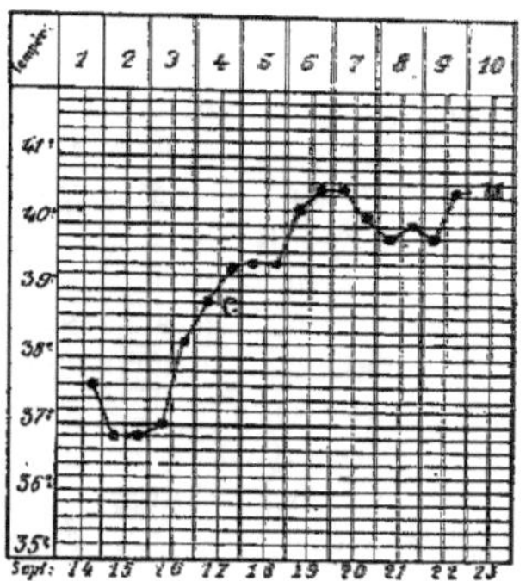

20 septembre. — Matin : 40°,5 ; pouls : 140. La malade n'a pas beaucoup dormi. Elle se plaint d'un goût très désagréable dans la bouche, et de ne pas sentir le goût des aliments. La langue, comme les jours précédents, est restée humide. Les lèvres ne sont pas sèches. Les respirations ne sont pas très fréquentes. La malade a rendu des crachats sanguinolents. Les compresses du pansement ont été changées deux fois dans la nuit. Les bords de la plaie se sont rapprochés. On les sépare pour laver le foyer. — Pas de pus. — Deux drains : pansement humide. Il s'écoule du vagin un liquide filant mélangé à des matières brunâtres sans fétidité. Irrigation continue commencée à midi et demi, cessée à une heure et demie. Le soir : 40°,4 ; sirop de chloral.

21 septembre. — Nuit assez bonne : 39°,8. Plusieurs selles molles très abondantes. Lait, bouillon, champagne. Œdème très marqué du membre inférieur droit. — Soir : 40°. La plaie a un aspect grisâtre. On la touche avec l'eau phéniquée forte.

22 septembre. — Matin : 39°,8. La respiration est rapide. Les lèvres sèches. Le pouls petit et fréquent. La femme s'exprime avec difficulté. Elle mange à midi assez volontiers. Lait, bouillon, champagne.

La femme meurt le 23 septembre, à cinq heures du matin.

L'autopsie a montré que la femme a succombé à la septicémie généralisée. Pas de péritonite. Tous les viscères paraissent sains.

OBSERVATION IV (n° **1924**)

Infection puerpérale. — Injection intra-utérine. — Curettage. —
Chute définitive de la température. — Hypothermie. — Mort le
vingt-huitième jour. — Néphrite.

La nommée L...., secondipare, âgée de vingt-trois ans, entre à la Clinique
Baudelocque le 24 novembre, à neuf heures et demie du matin. Début
du travail à trois heures du matin. Présentation du sommet en OIGT. Rupture artificielle des membranes à la dilatation complète à onze heures vingt-
cinq du matin. Onze heures et demie, expulsion spontanée d'un fœtus
vivant de 3.380 grammes Délivrance spontanée, quinze minutes après
l'accouchement. Membranes complètes.

Le troisième jour, la température s'élève à 38°,6. Injection intra-utérine.

Le lendemain 28 novembre. — 39°,2 et 130 pulsations, le matin. Curettage, suivi d'un violent frisson. A deux heures soir, la température s'élève
à 40°,5 ; à quatre heures, à 39°,5.

29 novembre. — Température : 37°,5. Injection intra-utérine ; pansement
intra-utérin à la gaze salolée. Le pouls est resté élevé à 120. Violent frisson, une heure après l'injection.

30 novembre. — La température descend au-dessous de 37°, mais le
pouls reste à 100. Diarrhée abondante. — Anurie. Cathétérisme sans résultat.

1er décembre. — Anurie. Température au-dessous de 37°.

2 décembre. — La malade émet 90 grammes d'une urine épaisse.
Régime lacté absolu.

3 décembre. — 35 grammes d'urine. La malade souffre dans la région
lombaire. Ventouses sèches. Piqûre de caféïne, tisane de lactose.

4 décembre. — 40 grammes d'urine. Même traitement.

5 décembre. — 180 grammes d'urine. Deux piqûres de caféïne.

6 décembre. — 390 grammes d'urine dans les vingt-quatre heures.

Le 7, injection sous-cutanée de 60 grammes de sérum salé. Caféïne.
250 grammes d'urine. La malade voit trouble.

Le 8, la malade a des troubles visuels. Elle a la sensation d'une boule à
la gorge et cherche à l'extraire avec les doigts introduits dans l'arrière-
gorge. On pratique une saignée de 300 grammes, et on injecte immédiatement 300 grammes de sérum. Pas d'urine, une garde-robe. A neuf
heures, soir, la malade respire difficilement. Elle n'a pas uriné. Nouvelle
injection de 400 grammes d'eau salée ; pouls : 80 ; à minuit, pouls : 110 ;
trois injections de 25 centigrammes de caféïne ; vomissements.

Le 9, à neuf heures, matin, la malade n'a pas dormi ; elle a une selle
et rend un peu d'urine qu'on n'a pas pu mesurer. Injection de 350 grammes
de sérum. La température remonte un peu : 36°,9. A onze heures, cathétérisme de la vessie ; on retire 420 grammes d'urine. Nouvelle injection de
300 grammes de sérum. De trois à cinq heures, la femme dort, ce qui
ne lui était pas arrivé depuis longtemps. A cinq heures, cathétérisme,
330 grammes d'urine ; injection de 350 grammes de sérum.

Le 10, la femme a dormi. Température : 36° ; pouls : 80. Elle a uriné le matin spontanément *un litre d'urine* en plusieurs fois. A neuf heures, injection de 350 grammes de sérum ; à une heure et demie, 300 grammes de sérum. Lavement (jus de viande et jaune d'œuf). A huit heures soir, lavement nutritif, jus de viande et bouillon de 150 grammes. A huit heures et demie, 350 grammes de sérum. Dans la soirée, miction en allant à la garde-robe (un demi-litre environ).

Le 11, la malade a dormi la nuit ; elle a eu trois garde-robes spontanées, accompagnées d'émission d'urine assez abondante (500 grammes). A neuf heures, matin, température : 36°,5 ; lavement nutritif (100 grammes de lait, un jaune d'œuf). Urine : 500 grammes ; à une heure, 300 grammes de sérum. A deux heures, léger frisson, cathétérisme ; 500 grammes d'urine. A cinq heures, température : 37°,5. La malade mange avec appétit un peu de volaille. A sept heures et demie, lavement alimentaire (jus de viande

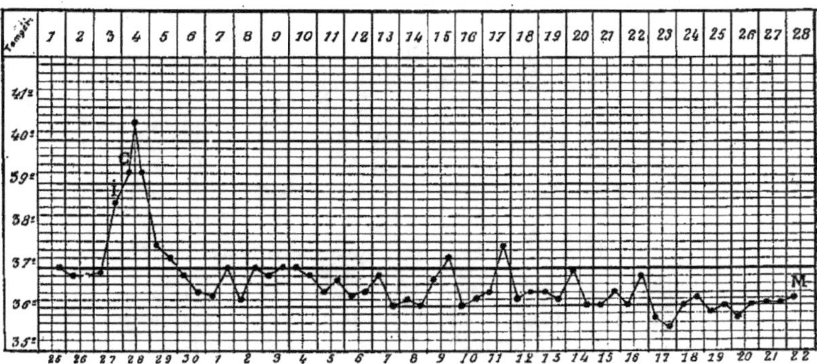

et bouillon). A huit heures, 200 grammes de sérum. Dans la nuit du 11 au 12, vomissements, diarrhée.

Le 12, matin, température : 36°,4 ; on donne un lavement alimentaire (100 grammes de lait et jaune d'œuf). Jusqu'à midi, la malade dort presque constamment ; vomissements persistants. A une heure, soir, lavement de peptone ; frisson. A trois heures, 350 grammes de sérum, 220 grammes d'urine dans les vingt-quatre heures, six garde-robes. A six heures, soir, 350 grammes de sérum. Saignée : 250 grammes. A huit heures, un lavement de 120 grammes ; lait. A neuf heures, 300 grammes de sérum. Dans la nuit, cinq garde-robes ; à minuit, lavement de peptone.

Le 13, lavement de peptone à neuf heures, matin, une heure et huit heures, soir. Cathétérisme. A huit heures, soir, 300 grammes de sérum.

Le 14, température : 37°. Elle a dormi trois heures depuis la veille ; elle a uriné près d'un litre ; lavement de lait. A quatre heures et demie, lavement de lait. 200 grammes d'urine. Quatre garde-robes. A huit heures, soir, 300 grammes de sérum.

Le 15, dans la nuit, quatre garde-robes ; dans la journée, quatre garde-robes ; à dix heures, matin, un lavement de peptone ; à cinq heures, soir, lavement de lait ; à neuf heures, soir, 300 grammes de sérum. A uriné spontanément pendant la nuit. Le soir, 80 grammes d'urine ; le matin, 120 ; les vomissements persistent.

Le 16, lavement peptonisé ; képhyr. Trois selles en diarrhée. A quatre heures et demie, 500 grammes de sérum. A huit heures, 300 grammes de sérum. A minuit, lavement peptonisé.

Le 16, neuf heures du matin, lavement peptonisé ; à une heure soir, lavement peptonisé ; à cinq heures soir, 300 grammes de sérum ; une garde-robe. A huit heures soir, lavement de lait.

Le 18, 1.100 grammes d'urine dans les vingt-quatre heures ; à neuf heures du matin un lavement peptonisé ; à midi, un lavement de lait ; à cinq heures soir, lavement peptonisé.

Le 19, 200 grammes d'urine dans les vingt-quatre heures ; à neuf heures du matin et une heure soir, lavement peptonisé (depuis le 9 décembre, hémorragies buccales).

Dans la nuit du 19 au 20, deux garde-robes ; injections buccales à l'eau boriquée.

Le 20, la bouche contient des caillots. Température : 36° ; pouls : 100. A trois heures soir, cathétérisme. 200 grammes d'urine ; selles diarrhéiques dans la nuit.

Le 21, matin, deux piqûres de caféïne. Oxygène. A une heure soir, saignée, une piqûre de caféïne.

Le 22, mort.

A la lecture de ces 4 observations, on peut faire les remarques suivantes :

La première femme est morte, selon toute vraisemblance, à la suite d'introduction d'air dans les veines ; c'est là un accident peu fréquent, mais dont on connaît des exemples.

Jusqu'à preuve du contraire nous croyons prudent, étant donné que ce cas est un de ceux où le curettage ait été le plus précoce, de ne pas pratiquer cette opération avant la fin du troisième jour. On peut, avec les injections intra-utérines, et si elles sont insuffisantes, avec l'irrigation continue, attendre sans perdre de temps le délai que nous indiquons.

La deuxième et la troisième femmes sont, toutes deux, des femmes arrivées infectées dans le service, et ayant, toutes deux, subi des symphyséotomies. Elles ont, toutes deux, été curettées sans succès, et l'infection a continué sa marche. Chez l'une d'elles, nous avons, sans grand succès, après le curettage, employé l'irrigation continue.

La quatrième observation est rangée par nous dans les morts par septicémie, parce que la femme a été infectée, et traitée comme telle. Mais les phénomènes anuriques, la chute définitive de la température après le curettage, l'altération profonde des reins constatée à l'autopsie, l'absence d'autres lésions, est-ce bien là ce qu'on rencontre dans les morts par septicémie ? Assurément non. Il nous semble même difficile de supposer que les altérations rénales puissent avoir dépendu chez elle d'une septicémie aussi peu bruyante, et on pourrait peut-être trouver plus naturelle l'explication de sa mort par un état maladif des reins déjà ancien, recevant un coup de fouet sous l'influence de la septicémie. Enfin, parmi les hypothèses possibles, on peut se demander s'il n'y a pas eu intoxication mercurielle ; les phénomènes présentés par cette femme, et les lésions constatées à l'autopsie, semblent reproduire presque exactement une observation d'intoxication par le sublimé de M. Tarnier.

DEUXIÈME GROUPE

Cas suivis de chute de la température après le curettage
21 observations

PREMIÈRE CATÉGORIE. — *Chute définitive* (12 *cas*)

OBSERVATION V (n° 48)

*Accouchement spontané à terme. — Irrigation
continue le troisième jour. — Curettage le quatrième jour*

C... A..., primipare, à terme. Entrée à la salle de travail, le 9 janvier 1894, avec une dilatation comme une pièce de 1 franc. Les membranes sont intactes et sont rompues artificiellement à la dilatation complète à huit heures cinquante-cinq du soir. Durée totale du travail : douze heures. Vingt-cinq minutes de période d'expulsion. Enfant vivant. Délivrance complète par extraction simple ; une heure vingt après, expulsion. Cette femme n'a été touchée que par une externe du service et un étudiant.

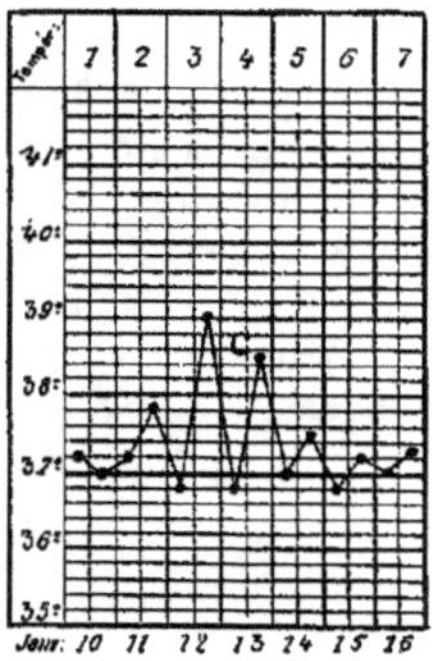

Premier jour, 10 janvier. — Température : matin, 37°,2 ; soir, 37°.

Deuxième jour, 11 janvier. — Température : matin, 37°,2 ; soir, 37°,8.

Troisième jour, 12 janvier. — Température : matin, 36°,8 ; soir, 39°.

On soumet la femme à l'irrigation continue à sept heures du soir. A dix heures, température : 37°,6 ; à minuit, 35°,8. La malade s'endort.

13 janvier. — Deux heures, soir, 36°,8. On cesse l'irrigation.

Quatre heures soir, 38°,6. Frisson.

Six heures, curettage.

14 janvier, soir, 37°,5 ; puis, la température oscille aux environs de 37°.

La femme sort guérie le 25 janvier.

Observation VI (n° 102)

Femme examinée en ville. — Conduite à la clinique trente-six heures après le début du travail. — Présentation de l'épaule. — Embryotomie. — Température de 40°, après l'opération. — Irrigation continue, trois heures après l'accouchement. — Curettage le deuxième jour.

J... Rosalie, tertipare (deux accouchements antérieurs, à terme et spontanés).

Début du travail : 16 janvier à six heures du matin ; à sept heures du matin, une sage-femme examine la femme à trois reprises et se retire.

Dans la soirée, une deuxième sage-femme examine et se retire aussi.

Le lendemain à neuf heures du matin, 17 janvier, examen d'un médecin, qui ordonne le transport à la clinique, lequel n'a lieu qu'à quatre heures du soir.

Embryotomie à sept heures cinquante.

Neuf heures du soir, une heure et demie après l'opération, frisson de vingt minutes. Température : 40°. A dix heures et demie, 40°,1. *Irrigation continue.*

Onze heures du soir : 39°,4.

18 janvier. — Deux heures du matin, température : 37°,5. A neuf heures, la température tombe à 35°,7. Le pouls est à 84. On cesse l'irrigation. La femme a beaucoup transpiré.

A midi, la température remonte à 38°,2 ; le pouls à 100. La langue est sèche et rôtie. Curettage. Frisson, quarante minutes après l'opération. A deux heures, 39°,2 ; pouls, 104. A trois heures trente-neuf, pouls : 104. A cinq heures trente-huit, pouls : 114.

19 janvier. — Matin, température : 37° ; pouls : 84. Langue humide. Soir : 37°,2.

20 janvier. — Matin : température : 36°,8. Soir : 37°,4.

Les jours suivants, la température reste normale.

La femme sort guérie le 28 janvier.

Observation VII (n° 172)

*Cardiaque. — Accouchement spontané à terme. — Irrigation conti-
nue le deuxième jour. — Curettage le quatrième jour. — Chute de la
température. — Accidents tardifs : péri-utérins.*

Aline M..., vingt-cinq ans, secondipare : accouchement spontané à
terme. Entrée au Dortoir le 30 novembre 1893, et à la salle de travail le
29 janvier, à onze heures soir, à terme. Cette femme a une lésion mitrale.

30 janvier. — A dix heures et demie du matin, la dilatation est égale à
une pièce de 50 centimes ; à une heure du soir, une paume de main.
Rupture spontanée des membranes.

Accouchement à cinq heures trente-cinq ; délivrance complète à six
heures et quart.

31 janvier (premier jour). — Matin : température, 37° ; soir, 37°,2.

1er février (deuxième jour). — Matin : température, 36°,8 ; soir, 39°,2. La
femme se plaint d'un point de côté à droite. — Ventouses sèches. —
Lavement. — A sept heures du soir, on installe l'irrigation continue. A
minuit, la température est descendue à 37°,5.

2 février (troisième jour).—A cinq heures du matin : température, 36°,5 ;
à une heure du soir, 36° ; pouls, 100. On cesse l'irrigation. Soir, 37°,3.

3 février (quatrième jour). — Matin : température, 37°,8 ; pouls, 112.
— Curettage, pratiqué sous le chloroforme. — Syncope pendant l'anesthésie. — On a constaté la présence d'un furoncle suppurant sur une des
grandes lèvres.

4 février (cinquième jour). — Matin et soir : température, 37°,5.

5 février (sixième jour). — Matin, 37°,4 ; soir, 37°,8. — Pansement. —
Injection intra-utérine. Cautérisation à l'eau phéniquée à 5 0/0. Mèche
de gaze iodoformée.

Les jours suivants, la température varie entre 37° et 37°,5.

16 février (dix-septième jour). — Température : 38°,2, le soir.

17 février. — Matin, 39°,2 ; soir, 40°,2.

18 février. — Matin, 37°,7 ; soir, 39°,5.

19 février. — Matin, 37°,2 ; soir, 38°,2.

23 février. — Matin, 38° ; soir, 39°,5.

24 février. — Matin, 37°,5 ; soir, 38°,9.

26 février. — Matin, 37°,5 ; soir, 37°,8. Œdème peu accusé de la jambe
droite, mise dans une gouttière.

2 mars. — Matin, 37° ; soir, 37°,2. Empâtement du cul-de-sac droit.

Sort le 24 mars, et n'a pas été revue.

OBSERVATION VIII (n° 173)

Accouchement spontané à terme. — Irrigation continue
et curettage le troisième jour

Marie L...., vingt et un ans, primipare, à terme. — Entrée à la salle de travail à cinq heures du soir, le 30 janvier. Dilatation comme une pièce de 50 centimes. Rupture tempestive des membranes à neuf heures vingt du soir.

Accouchement en GP, à neuf heures trente-cinq ; délivrance par extraction simple à onze heures du soir.

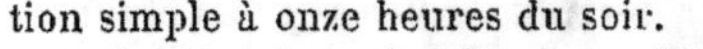
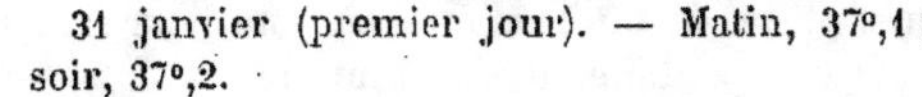
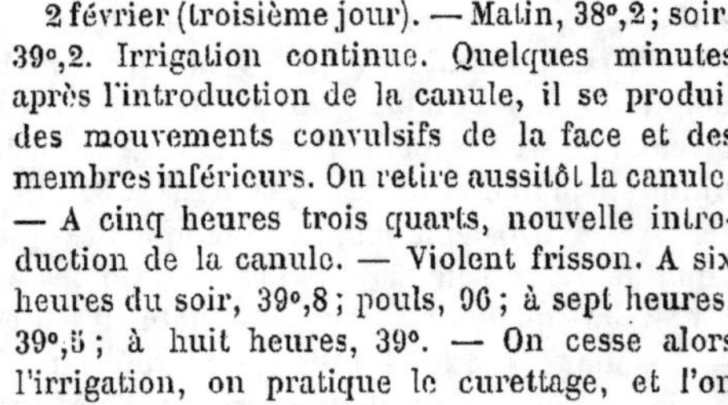

31 janvier (premier jour). — Matin, 37°,1 ; soir, 37°,2.

1er février (deuxième jour). — Matin, 37°,1 ; soir, 37°,8.

2 février (troisième jour). — Matin, 38°,2 ; soir, 39°,2. Irrigation continue. Quelques minutes après l'introduction de la canule, il se produit des mouvements convulsifs de la face et des membres inférieurs. On retire aussitôt la canule. — A cinq heures trois quarts, nouvelle introduction de la canule. — Violent frisson. A six heures du soir, 39°,8 ; pouls, 96 ; à sept heures, 39°,5 ; à huit heures, 39°. — On cesse alors l'irrigation, on pratique le curettage, et l'on touche à la teinture d'iode les escharres vaginales.

3 février (quatrième jour). — Matin, 37°,2 ; soir, 37°,1.

4 février (cinquième jour). — Matin, 37°,1 ; soir, 37°,5.

5 février (sixième jour). — Matin, 36°,8 ; soir, 37°,5.

La température se maintient normale, et la femme sort guérie le 11 février.

OBSERVATION IX (n° 269)

Accouchement terminé par une application de forceps. — Rupture
précoce des membranes. — Liquide amniotique fétide. — Délivrance
incomplète. — Irrigation continue trois heures après l'accouche-
ment. — Curettage le premier jour.

G... Anna, trente-quatre ans, primipare ; à terme. Entrée au Dortoir le 15 février, à la salle de travail le 16 février. A six heures du soir la dilatation est égale à une pièce de 1 franc ; membranes rompues ; il s'écoule du vagin un liquide épais, jaunâtre, fétide. La tête se présente en GP, s'oriente en OS. — Dilatation complète à dix heures un quart. A minuit, application des forceps par M. Petri, externe du service. Délivrance incomplète ; expulsion spontanée du placenta à minuit cinquante ; présentation du bord ; membranes retenues, puis expulsées.

Injection intra-utérine après la délivrance.

17 février. — A trois heures du matin, frisson ; température : 38°,4. A huit heures, 37°,4.

A neuf heures, on soumet la femme à l'irrigation continue. Pouls : 120.

A onze heures, température : 36°,6 ; pouls : 112, à deux heures, température : 36°,3 ; pouls : 104.

A quatre heures du soir, température : 36°,2 ; pouls, 92. A sept heures, température : 36°,2 ; pouls : 112.

A sept heures et demie, curettage. Quarante-cinq minutes après le curettage, température : 36°,2 ; pouls : 100.

18 février (deuxième jour). — Matin, 36°,5 ; soir, 36°,8.

19 février (troisième jour). — Matin, 37°,1 ; soir, 37°,2.

20 février (quatrième jour). — Matin, 37°,1 ; soir, 38°,2. Injection intra-utérine.

21 février (cinquième jour). — Matin, 37°,8 ; soir, 37°,5.

22 février (sixième jour). — Matin, 37°,2 ; soir, 37°,5.

Les jours suivants, la température reste normale. La femme sort guérie le 5 mars.

Observation X (n° 370)

Accouchement spontané à terme. — Irrigation continue
le deuxième jour. — Curettage le troisième jour

R... Louise, vingt-six ans, tertipare. Deux accouchements antérieurs sans particularités. Entre à la salle de travail, à deux heures et demie du soir, le 6 mars. Expulsion du fœtus, le 7 mars, à dix heures cinquante-cinq du matin. Placenta se présentant par son bord. Extraction simple à onze heures et demie. Délivrance complète.

8 mars (deuxième jour). — A sept heures du soir, température : 39°. On met la femme à l'irrigation continue. A minuit, température : 38°.

9 mars (troisième jour). — A deux heures du matin, température : 37° ; pouls : 88. A huit heures, température : 36° ; pouls : 80. A neuf heures, température : 35°,9. On cesse l'irrigation. A midi, température ; 38°,4 ; à deux heures, 38°,5. On recommence l'irrigation. A six heures, température : 37°,5. Curettage. Débris très nombreux.

10 mars (quatrième jour). — Matin, 37°,2 ; soir, 37°,5.

11 mars (cinquième jour). — Matin, 36°,8 ; soir, 37°,2.

12 mars (sixième jour). — Matin, 36°,8 ; soir, 37°,1.

La température reste normale ; la femme sort guérie le 20 mars.

Observation XI (n° 428)

*Accouchement spontané à terme. — Irrigation continue
le troisième jour. — Curettage le quatrième jour*

B... Berthe, vingt et un ans, secondipare ; à terme. Un accouchement prématuré, spontané, à sept mois.

Elle entre à la salle de travail le 17 mars 1894, à deux heures du matin, avec la dilatation grande comme une pièce de 1 franc. Rupture spontanée et tempestive des membranes. Vingt minutes de période d'expulsion. Enfant vivant.

Délivrance complète par extraction simple, une heure après.

18 mars (premier jour). — Matin, 37°,2 ; soir, 38°,5. Injection intra-utérine.

19 mars (deuxième jour). — Matin, 36°,8 ; soir, 37°,2.

20 mars (troisième jour). — Matin, 37°,3 ; soir, 38°,5. — Irrigation continue de huit heures du soir à cinq heures du matin.

21 mars (quatrième jour). — Matin, 36°,8 ; soir, 37°,5.

La température reste normale ; la femme sort guérie le 30 mars.

Observation XII (n° 566)

*Accouchement spontané à terme. — Irrigation continue
le deuxième jour. — Curettage le troisième jour*

D... Jeanne, trente-huit ans, primipare ; à terme. Entre à la salle de travail, le 10 avril, à deux heures du matin. Elle a des douleurs depuis minuit, dilatation grande comme une pièce de 50 centimes. Membranes intactes, huit heures de travail ; deux heures de période d'expulsion.

Délivrance complète, trente-cinq minutes après l'expulsion.

10 avril (premier jour). — Matin 37°,6 ; soir, 37°,8.

11 avril (deuxième jour). — Matin, 37°,2 ; soir, 39°,4. On installe l'irrigation continue, à huit heures du soir. Une heure après, la température est descendue à 35°,9 ; le pouls à 76. A minuit, léger frisson.

12 avril (troisième jour). — A une heure du matin, température : 38°,3. On reprend l'irrigation continue. On cesse l'irrigation. A onze heures du matin, 36°,6. Frisson. A deux heures du soir, curettage. A cinq heures, 38°.

13 avril (quatrième jour). — Matin, 37° ; soir, 37°.

14 avril (cinquième jour). — Matin, 37°,2 ; soir, 38°.

15 avril (sixième jour). — Matin, 37°,1 ; soir, 37°,2.

Les jours suivants, température normale. La femme sort guérie le 22 avril.

Observation XIII (n° 692)

*Accouchement prématuré à six mois. — Rupture prématurée spon-
tanée des membranes. — Liquide amniotique infect. — Délivrance
incomplète. — Irrigation continue, puis curettage le deuxième jour.*

C..., vingt-sept ans, secondipare. N'a rien présenté de particulier à son
premier accouchement. Entre à la salle de travail, le 1er mai à quatre
heures du soir. Elle est arrivée à la clinique à onze heures du matin,
enceinte de six mois et demi environ. Les membranes sont rompues depuis
la veille. Elle expulse spontanément à cinq heures dix du soir un fœtus
vivant de 1.550 grammes au milieu d'un liquide infect. La délivrance est
faite par expression, une demi-heure après ; la caduque manque en partie.
On pratique une injection intra-utérine. Immédiatement après la délivrance, la femme a un frisson. Température : 39°,5 : pouls : 108.

2 mai (deuxième jour). — A trois heures du soir, la température s'élève
à 40°. On soumet la femme à l'irrigation continue jusqu'à huit heures du
soir. On pratique alors le curettage.

3 mai (troisième jour). — Matin, 37°,8 ; soir, 37°,5.

4 mai (quatrième jour). — Matin, 37° ; soir, 37°,8.

Les jours suivants, la température reste normale ; la femme sort guérie
le 16 mai.

Observation XIV (n° 1537)

*Accouchement spontané à terme. — Rupture prématurée des membranes
Curettage le troisième jour*

J..., vingt-cinq ans, primipare. Entrée le 20 septembre à la salle de travail, avec un début de travail et une rupture prématurée spontanée des
membranes. Accouche, après dix heures de travail, d'un enfant vivant.
Délivrance complète par extraction simple.

21 septembre (premier jour). — Matin, 37° ; soir, 37°,8.

22 septembre (deuxième jour). — Matin, 37°,2; soir, 38° ; pouls : 96.
Injection intra-utérine.

23 septembre (troisième jour). — Matin, 36°,8 ; soir, 38°,2; pouls : 124.
Curettage.

24 septembre (quatrième jour). — Matin, 36°,8 ; soir, 37° ; pouls : 80.

25 septembre (septième jour). — Matin, 36°,5 ; soir, 37°,4 ; pouls : 94.

La température reste normale. La femme sort guérie le 20 octobre.

OBSERVATION XV (n° 1640)

Accouchement spontané à terme. — Curettage le troisième jour

Félicie F..., trente ans, repasseuse, quintipare. Entre à la salle de travail le 6 octobre, avec un début de travail ; elle est à terme ; rupture précoce des membranes. Elle accouche spontanément d'un enfant vivant, après six heures de travail. Délivrance complète.

7 octobre (premier jour). — Soir, 38°,4. Injection intra-utérine.

8 octobre (deuxième jour). — Matin, 38° ; soir, 38° ; pouls : 110. Injection intra-utérine.

9 octobre (troisième jour). — Matin, 37°,5 ; soir, 38°,5. Curettage.

10 octobre (quatrième jour). — Matin, 37°,5 ; pouls : 102 ; soir, 37°,7 ; pouls : 108.

11 octobre (cinquième jour). — Matin, 37°,5 ; pouls : 112 ; soir, 37°7.

La température reste normale ; la femme sort guérie le 21 octobre.

OBSERVATION XVI (n° 1757)

Accouchement spontané à terme. — Curettage le cinquième jour

Ernestine D..., vingt-six ans, journalière, primipare ; à terme. Entre le 25 octobre, avec une dilatation grande comme une pièce de 1 franc.

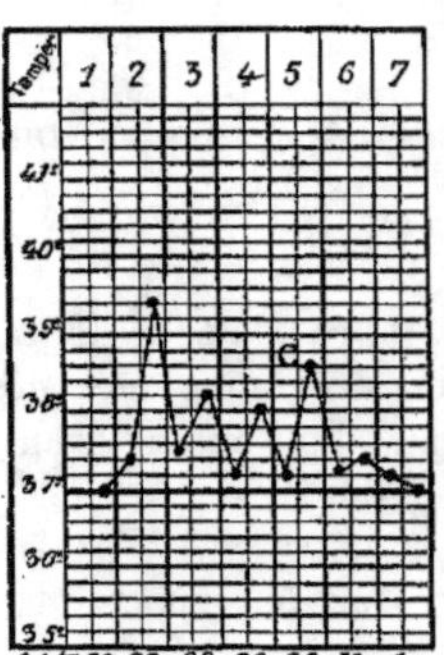

Rupture tempestive des membranes. — Accouche spontanément d'un enfant vivant après sept heures de travail. — Délivrance complète.

26 octobre (premier jour). — Soir, 37°.

27 octobre (deuxième jour). — Matin, 37°,4 ; soir, à trois heures, 38°,2.

Injection intra-utérine. Violent frisson une heure après, et la température s'élève à 39°,5. Le pouls était, le matin, à 84 ; le soir, à 96. C'est pour cela qu'il n'est pas procédé à une nouvelle intervention.

28 octobre (troisième jour). — Matin, 37°,5 ; pouls : 96 ; — soir, 38°,1 ; pouls : 96. — Injection intra-utérine.

29 octobre (quatrième jour). — Matin, 37°,4 ; soir, 38°.

30 octobre (cinquième jour). — Matin, 37°,4 ; soir, 38°,6. — Curettage.

31 octobre (sixième jour). — Matin, 37° ; soir, 37°,2 ; pouls : 84.

La température reste normale. La femme sort guérie le 11 novembre.

DEUXIÈME CATÉGORIE. — *Cas suivis de chute progressive de la température (11 cas)*

OBSERVATION XVII (n° 1088)

Chute progressive en un jour. — Curettage le quatrième jour Rétrécissement du bassin. — Symphyséotomie

Marie D..., vingt-huit ans, cuisinière, primipare ; à terme. Entrée, le 8 juillet, à la salle de travail avec une dilatation grande comme une pièce de 5 francs ; les membranes rompues ; elle accouche d'un enfant vivant après vingt-quatre heures de travail, à la suite d'une symphyséotomie ; délivrance artificielle, complète.

Elle avait une température de 39°,8 au moment de l'accouchement, et 130 pulsations.

9 juillet (deuxième jour). — Matin, 37° ; soir, 37°,6. La femme a uriné spontanément. On retire le tampon vaginal.

10 juillet (troisième jour). — Matin, 37° ; soir, 37°,6.

11 juillet (quatrième jour). — Matin, 37°,6 ; soir, 38°,8. On pratique le curettage.

12 juillet (cinquième jour). — Matin, 37° ; soir, 38°. Injection intra-utérine.

13 juillet (sixième jour). — Matin, 37°,2 ; soir, 37°,5. Injection intra-utérine.

Les jours suivants, la température se maintient au-dessous de 37°,5. Le 16 et le 17 juillet, on enlève les fils de suture. La malade se lève le 27, et sort guérie le 5 août.

OBSERVATION XVIII (n° 1740)

Chute progressive en un jour. — Curettage le cinquième jour Accouchement spontané

Louise G..., vingt-six ans, domestique, secondipare ; à terme. Entrée à la salle de travail le 21 octobre, avec un début de travail. Rupture précoce des membranes, accouche spontanément après quatorze heures de travail d'un enfant vivant. La délivrance se fait spontanément, mais incomplètement (rétention des membranes).

22 octobre (premier jour). — Soir, 36°,8.

23 octobre (deuxième jour). — Matin, 36°,8 ; soir, 37°.

24 octobre (troisième jour). — Matin, 37°,2 ; soir, 37°,6.

25 octobre (quatrième jour). — Matin, 38° ; pouls : 96 ; — soir, 38°,8 ; pouls : 130. Injection intra-utérine, suivie d'expulsion des membranes. L'injection est répétée le soir.

26 octobre (cinquième jour). — Matin, 37°,4 ; soir, 39° ; pouls : 116. On pratique le curettage.

27 octobre (sixième jour). — Matin, 37°,8 ; pouls : 96 ; — soir, 38°,2 ; pouls : 116. Injection intra-utérine.

28 octobre (septième jour). — Matin, 37°,2 ; soir, 37°.

A partir de ce jour, la température reste normale. La femme sort guérie le 10 novembre.

Observation XIX (n° 1811)

Chute progressive en un jour. — Curettage le troisième jour
Accouchement prématuré spontané

Marthe S..., vingt-quatre ans, couturière, quartipare ; enceinte de sept mois. Entre à la salle de travail le 2 novembre, les membranes rompues depuis sept jours, avec un début de travail. Elle accouche, au bout de huit heures de travail, d'un enfant vivant. Délivrance complète.

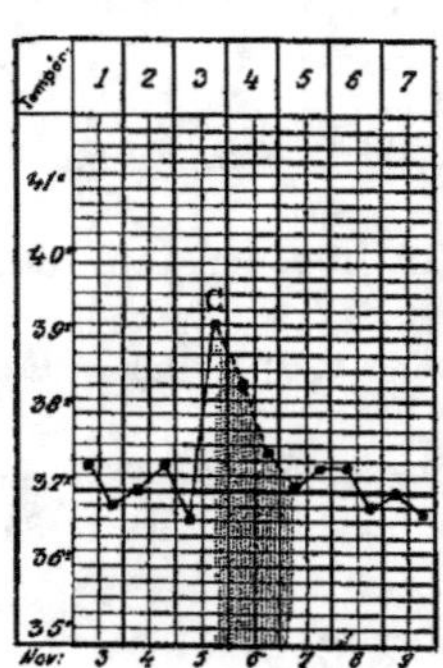

Cette femme était entrée dans le service le 25 octobre, c'est-à-dire huit jours avant son accouchement, elle avait une température de 39°,8 la veille de l'accouchement.

3 novembre (premier jour). — Matin, 37°,2 ; soir, 36°,8.

4 novembre (deuxième jour). — Matin, 37° ; soir, 37°,2.

5 novembre (troisième jour). — Matin, 36°,8 ; soir, 39°,2 ; pouls : 94. Curettage.

6 novembre (quatrième jour). — Matin, 38°,5 ; soir, 37°,5 ; pouls : 96.

7 novembre (cinquième jour). — Matin, 37° ; soir, 37°,2.

Les jours suivants, la température reste normale.

La femme sort guérie le 16 novembre.

Observation XX (n° 458)

Chute progressive en un jour. — Curettage le troisième jour, précédé
d'irrigation continue. — Accouchement spontané

L..., vingt-deux ans, primipare. Entre à la salle de travail, le 22 mars, à quatre heures du matin, le col en voie d'effacement. Elle est à terme. Rupture tempestive des membranes. Accouchement spontané ; enfant vivant. — Douze heures de travail. Délivrance incomplète (Ligature sur les membranes).

23 mars (premier jour). — Matin, 36°,8 ; soir, 37°,2.

24 mars (deuxième jour). — Matin, 37°,2 ; soir, 39°,2 ; pouls : 88. Injection intra-utérine. On retire des débris de membranes, qui ont une odeur infecte. A minuit, la température est encore à 38°,2 ; on installe l'irrigation continue.

25 mars (troisième jour). — Matin, à dix heures, 36°,6. On cesse l'irrigation. A six heures du soir, 38°,2.

On pratique le curettage.

26 mars (quatrième jour). — Matin, 36°,8 ; soir, 38°.

27 mars (cinquième jour). — Matin, 36°8 ; soir, 37°,5.

La température reste normale. La femme sort guérie le 4 avril.

Observation XXI (n° 653)

Chute progressive en un jour. — Curettage le deuxième jour. —
Application de forceps en ville. — Grossesse gémellaire. — Forceps.
— Version. — Délivrance artificielle.

L..., Marie, trente-quatre ans, primipare ; grossesse gémellaire, à terme. Arrivée dans le service le 25 avril 1894 à huit heures du matin avec une dilatation grande comme une pièce de 5 francs. En travail depuis la veille au matin, elle aurait perdu les eaux à neuf heures du matin, la veille. Ce même jour, à trois heures, un médecin de la ville fit plusieurs tentatives d'applications de forceps sans résultats. Extraction, le 25 avril, à dix heures et demie, d'un premier fœtus par le forceps, et d'un second par une version interne.

Délivrance artificielle.

26 avril (premier jour). — Matin, 37° ; soir, 37°,2.

27 avril (deuxième jour). — Matin, 36°,8 ; soir, 38°,5 ; pouls : 120. Frisson. On pratique le curettage.

28 avril (troisième jour). — Matin, 37°,2 ; soir, 38°,2 ; pouls : 120. Injection intra-utérine.

29 avril. — Matin, 37° ; pouls : 100 ; soir, 37°,5 ; pouls : 120.

30 avril. — Matin, 36°,8 ; soir, 37°.

A partir de ce moment, la température reste normale. La femme sort guérie le 12 mai.

Observation XXII (n° 771)

Chute progressive en deux jours. — Curettage le deuxième jour
Accouchement spontané à terme. — Rupture précoce des membranes

G..., Berthe, vingt-trois ans, primipare à terme. Entrée le 14 mai, à midi avec une dilatation grande comme une pièce de 50 centimes. Rupture précoce des membranes, à huit heures du soir. Dilatation complète à une heure trente-cinq du matin, le 15 mai. Expulsion d'un fœtus vivant de 3.510 grammes à deux heures trente-cinq. Délivrance par extraction simple une-demi-heure après. Délivrance complète.

15 mai (premier jour). — Matin, 37°,5 ; soir, 37°,2.

16 mai (deuxième jour). — Matin, 38°; pouls : 108 ; soir, 40,2; pouls : 120°. A six heures du soir, irrigation continue jusqu'à neuf heures, puis curettage.

17 mai (troisième jour). — Matin, 37°,2 ; soir, 37°,5.

18 mai (quatrième jour). — Matin, 37°,5 ; soir, 38°,5.

19 mai (cinquième jour). — Matin, 36°,8 ; soir, 37°,2. La température reste normale, la femme sort guérie le 28 mai.

OBSERVATION XXIII (n° 1668)

Chute progressive en deux jours. — Curettage le troisième jour
Accouchement spontané à terme. — Délivrance incomplète

Thérèse M..., vingt-neuf ans, cuisinière, primipare. Entrée à la salle de travail le 10 octobre avec un début de travail. La rupture des membranes est tempestive. Elle accouche, en quatorze heures, d'un enfant vivant. La délivrance, faite par expression, est incomplète.

11 octobre (premier jour). — Matin, 37°,2; soir, 36°,8.

12 octobre (deuxième jour). — Matin, 36°,6 ; soir, 37°,8; pouls : 74. Expulsion des membranes.

13 octobre (troisième jour). — Matin, 38°,7 ; pouls : 100. Frisson. Injection intra-utérine prolongée. A deux heures du soir, température : 38°,5; pouls : 100. Curettage. Le soir, 37°,8.

14 octobre (quatrième jour). — Matin, 37°,4; soir, 38°,4; pouls : 90. Injection intra-utérine.

15 octobre (cinquième jour). — Matin, 37°,2; soir, 37°,5.

Les jours suivants, température normale, sauf deux élévations au-dessus de 38° le treizième jour.

La femme sort guérie le 1er novembre.

OBSERVATION XXIV (n° 1765)

Chute progressive en deux jours. — Curettage le quatrième jour
Accouchement prématuré spontané. — Délivrance incomplète

P..., vingt-deux ans, primipare. Entrée salle des femmes enceintes, le 18 août. Est amenée à la salle de travail le 26 octobre, enceinte de huit mois, avec un début de travail. Rupture précoce artificielle des membranes. Durée du travail, neuf heures. Accouchement spontané d'un enfant vivant. Délivrance incomplète.

27 octobre (premier jour). — Soir, 37°,1.

28 octobre (deuxième jour). — Matin, 36°,8 ; soir, 37°.

29 octobre (troisième jour). — Matin, 38° ; pouls : 96. Injection intra-utérine. Soir, 38°. Injection intra-utérine.

30 octobre (quatrième jour). — Matin, 37°,1 ; soir, 39°,8. Curettage.

31 octobre (cinquième jour). — Matin, 37°,4 ; soir, 38°,6. Injection intra-utérine.

1er novembre (sixième jour). — Matin, 37°,4 ; soir, 38°.

2 novembre (septième jour). — Matin, 37°,2 ; soir, 37°,5.

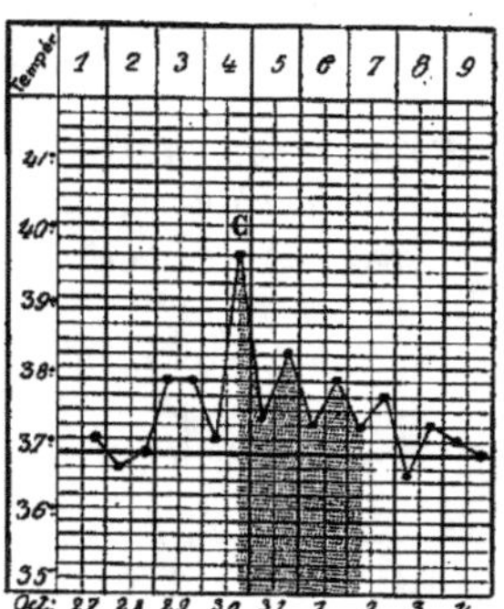

La température reste normale. La femme sort guérie le 10 novembre.

Observation XXV (n° 779)

Chute progressive en deux jours. — Irrigation continue. — Curettage le premier jour. — Applications de forceps en ville. — Délivrance artificielle.

C... Ant., vingt-neuf ans, primipare. Entre le 15 mai, à sept heures du soir, avec une dilatation grande comme une paume de main, les membranes rompues depuis deux jours, le 13 mai, à cinq heures du soir.

Cette femme a subi en ville des tentatives d'application de forceps. Elle a, à son entrée, une température de 39°,6 ; pouls : 150.

Application de forceps dans l'excavation, et extraction d'un enfant vivant à neuf heures du soir, le 14 mai. — Le liquide amniotique est fétide. Délivrance artificielle immédiate.

Le 16 mai (premier jour). — A deux heures du matin, cinq heures après l'accouchement, on soumet la femme à l'irrigation continue, et à dix heures du matin, curettage. Soir, 37°,2.

17 mai (deuxième jour). — Matin, 37°,2 ; soir, 38°,5 ; pouls : 100. Injection intra-utérine.

18 mai (troisième jour). — Matin, 37°,2 ; soir, 38°,5.

19 mai (quatrième jour). — Matin, 37° ; soir, 37°,2.

20 mai (cinquième jour). — Matin, 36°,8 ; soir, 37°,8.

La température reste normale. La femme sort guérie le 25 mai.

Observation XXVI (n° 252)

*Chute progressive en trois jours. — Curettage le troisième jour. —
Bassin oblique ovalaire. — Basiotripsie. — Irrigation continue,
avant le curettage. — Délivrance artificielle.*

N..., Palmyre, quintipare. Quatre enfants à terme, vivants. Accouchements spontanés. Le dernier est mort, deux jours après sa naissance.

Entre à la salle de travail, le 12 février, à sept heures et demie du soir.
Col en voie d'effacement, dilatation complète à quatre heures et demie du matin, le 13 février.

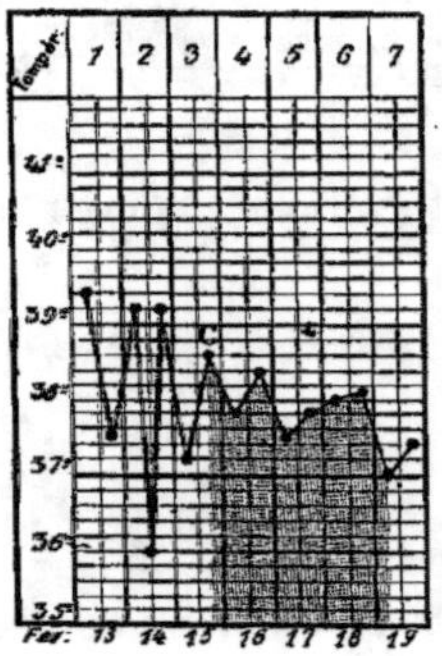

Mort de l'enfant à 10 heures. Basiotripsie. Délivrance artificielle. — Température avant l'accouchement : 39°,5.

13 février (premier jour). — Matin, 39°,5 ; soir, 37°,5.

14 février (deuxième jour). — A quatre heures du matin, 39°,3 ; pouls, 100. Irrigation continue. — A midi, 38°,5. — A une heure du soir, 37°. — A huit heures du soir, 36°. — On cesse l'irrigation. — A onze heures et demie, frisson. — Minuit, 39°,3. On recommence l'irrigation.

15 février (troisième jour). — Matin, 37°,2 ; trois heures du soir, 37°,5 ; à six heures du soir, 38°,7. Curettage. — A neuf heures du soir, 37°,9.

16 février (quatrième jour). — Matin, 37°,4 ; soir, 38°,6.

17 février (cinquième jour). — Matin, 37°,5 ; soir, 37°,8.

18 février (sixième jour). — Matin, 38° ; soir, 38°,2.

19 février (septième jour). — Matin, 37° ; soir, 37°,4.

La température reste normale. La femme sort, sur sa demande, le 28 février.

Observation XXVII (n° 873)

*Chute lente de la température en six jours. — Curettage le
deuxième jour. — Hémorragie pendant le travail. — Insertion du
placenta sur le segment inférieur. — Hydramnios. — Procidence
du cordon. — Version interne. — Embolie cérébrale le cinquième
jour. — Guérison.*

La nommée Blanche J..., âgée de trente-neuf ans, journalière, sextipare,
entre à la clinique Baudelocque, le 31 avril 1894, enceinte de huit mois.
Elle a eu une abondante perte de sang le 15 avril ; cette perte reparaît le
29 et le 30 avril. Elle est soumise au repos. — Hémorragies le 9 et le

23 mai. Le 31 mai, hémorragie abondante et début du travail. Procidence du cordon. Mort du fœtus. Extraction du siège. Délivrance par extraction simple. Placenta irrégulier. Injection intra-utérine après la délivrance.

1er juin (premier jour). — Matin : température, 37,8 ; pouls, 120. — Soir : température, 37,8 ; pouls, 140.

2 juin (deuxième jour). — Matin : température, 38,8 ; pouls, 116. Injection intra-utérine. A trois heures du soir, température, 39,8. En introduisant la canule pour faire l'irrigation continue, on sent dans l'orifice du col un cotylédon placentaire encore adhérent par sa partie supérieure. Curettage. — A six heures du soir, température : 38,3 ; à neuf heures du soir, 39, 3 ; pouls, 120.

3 juin (troisième jour). — Matin : température, 38,6 ; pouls, 112. — Soir : température, 38,5 ; pouls, 120.

4 juin (quatrième jour). — Matin : température, 37,5 ; pouls, 104. — Soir : température, 37,5 ; pouls, 100. A huit heures du soir, sommeil calme après une bonne journée. A neuf heures, Mlle Roze, sage-femme en chef, entrant dans la chambre, trouve la femme couverte de sueur, immobile, poussant des cris plaintifs, et ne pouvant articuler les mots. La malade ne peut faire aucun mouvement. Elle peut tirer la langue. Il existe une déviation de la commissure labiale à gauche. Paraplégie. Pas d'anesthésie complète, mais les sensations sont retardées. Ces symptômes s'amendent progressivement et disparaissent les jours suivants. A sa sortie, la femme a recouvré ses mouvements.

5 juin (cinquième jour). — Matin : température, 36,8. — Soir : 38,8.

6 juin (sixième jour). — Matin : température, 37,2 ; pouls, 100. — Soir : température, 38,8 ; pouls, 106.

7 juin (septième jour). — Matin : température, 37,2. — Soir : 38,2 ; pouls, 108.

8 juin (huitième jour). — Matin : température, 36,8. — Soir : 38,2.

A partir de ce moment, la température reste normale, et la femme sort guérie, le 20 juin.

TROISIÈME GROUPE

Cas dans lesquels le curettage a été suivi d'ascension de la température

PREMIÈRE CATÉGORIE (4 cas). — *Réascension suivie de chute définitive*

OBSERVATION XXVIII (n° 609)

Réascension après le curettage, puis chute définitive. — Curettage le sixième jour. — Bassin vicié. — Symphyséotomie

L..., Clara, primipare rachitique, bassin vicié, gardée au dortoir depuis le 26 février 1894. Entrée à la salle de travail, le 17 avril, à quatre heures du matin. A midi, on s'aperçoit qu'elle souffre. La dilatation est complète ; rupture artificielle des membranes. Symphyséotomie rapide. L'enfant est extrait mort ; délivrance artificielle.

18 avril (premier jour). — Matin, 37,5 ; soir, 37,9.

19 avril (deuxième jour). — Matin, 37,4 ; soir, 39,2. Pouls, 128. La femme tousse beaucoup. On fait une injection intra-utérine prolongée.

20 avril (troisième jour). — Matin, 38 ; soir, 38,2.

21 avril (quatrième jour). — Matin, 37,5 ; soir, 38,2.

22 avril (cinquième jour). — Matin, 37,5 ; soir, 38,4.

23 avril (sixième jour). — Matin, 37,2 ; soir, 38,2. On a jusqu'à ce jour tardé à faire un curettage, pensant que les élévations de température pouvaient être mises sur le compte de la bronchite. Mais, le sixième jour, on se décide, et le curettage est pratiqué.

24 avril (septième jour). — Matin, 37,5 ; soir, 39. — C'est la réascension, suivie de chute définitive, les jours suivants.

25 avril (huitième jour). — Matin, 37,1 ; soir, 37,5.

26 avril (neuvième jour). — Matin, 36,8 ; soir, 37.

La malade se lève le 8 mai, et sort le 25.

OBSERVATION XXIX (n° 1135)

Réascension de la température le dixième jour, cinq jours après le curettage. — Deuxième curettage. — Chute définitive. — Accouchement prématuré. — Hémorragie de la délivrance.

La nommée Gabrielle R..., âgée de dix-neuf ans, entre dans le service le 18 juillet 1894, à sept heures du soir, enceinte de huit mois environ.

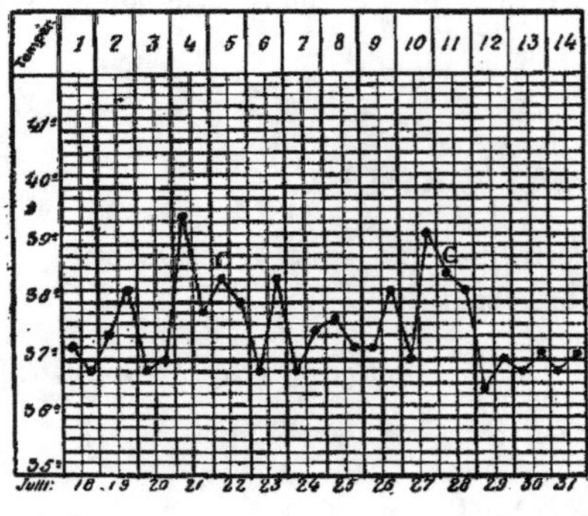

Elle est en travail. La dilatation est complète à huit heures quarante-cinq, et elle expulse, après neuf heures de travail, un enfant vivant de 2.820 gr. La rupture des membranes avait été précoce. Il se produit après la délivrance une hémorragie assez abondante, qui s'arrête sous l'influence d'injection intra-utérine chaude, prolongée.

18 juillet (premier jour). — Température : matin, 37,2 ; soir, 36,8.

19 juillet (deuxième jour). — Température : matin, 37,5 ; soir, 38,2. Injection intra-utérine.

20 juillet (troisième jour). — Température : matin et soir, 36,8.

21 juillet (quatrième jour). — Matin, 39,4 ; soir, 37,8.

· 22 juillet (cinquième jour). — Matin, 38,5. Curettage suivi d'un violent frisson. Soir, 38.

23 juillet (sixième jour). — Matin, 36,8 ; soir, 38,5.

24 juillet (septième jour). — Matin, 36,8 ; soir, 37,2.

25 juillet (huitième jour). — Matin, 37,5 ; soir, 37,2.

26 juillet (neuvième jour). — Matin, 37,2 ; soir, 38,2.

27 juillet (dixième jour). — Matin, 38 ; soir, 39,2.

28 juillet (onzième jour). — Matin, 38,5. Pouls, 112. On pratique un deuxième curettage, qui permet l'issue d'une certaine quantité de pus. Soir, 38,2. Pouls, 96.

29 juillet (douzième jour). — Matin, 36,5 ; soir, 37. A partir de ce moment, la température reste normale, et la femme sort guérie. L'enfant, envoyé en nourrice, avait eu une ophtalmie des deux yeux, qui débuta le troisième jour, et qui fut guérie complètement.

OBSERVATION XXX (n° 2028)

Réascension après un curettage. — Deuxième curettage, suivi de chute définitive de la température. — Accouchement spontané à terme. — Fibrôme de la paroi antérieure de l'utérus.

La nommée Marie X..., trente-deux ans, cuisinière, entre dans le service le 11 décembre 1894 à quatre heures du soir, le col en voie d'efface-ment. La rupture des membranes se fait d'une façon précoce à onze heures du soir. La dilata-tion est complète le 12 décembre à huit heures du matin, et la femme expulse à neuf heures et demie un enfant de 3.050 grammes vivant. Le placenta se présente par son bord, la délivrance est faite par expression, il y a rétention d'une partie des membranes.

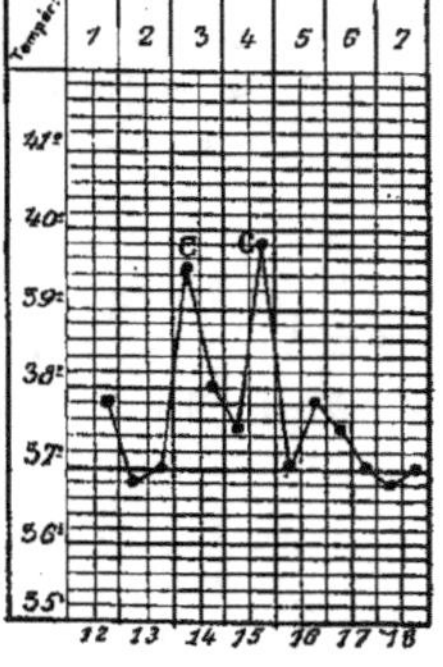

13 décembre (premier jour). — Température du soir, 37,8.

13 décembre (deuxième jour). — Matin, 36,8 ; soir, 37.

14 décembre (troisième jour). — Matin, 39,5. Pouls, 128. On pratique le curettage. Pendant l'opération, on reconnaît la présence d'un volu-mineux fibrôme de la paroi antérieure de l'utérus, qui gêne pour l'intro-duction et la manœuvre de la curette. Soir, 38. Pouls, 112.

15 décembre (quatrième jour). — Matin, 37,5 ; soir, 39,8. Pouls, 140. On pratique un deuxième curettage. On pénètre plus facilement que la veille dans la cavité utérine, et on peut en extraire de nombreux débris.

16 décembre (cinquième jour). — Matin, 37. Pouls, 96. Soir, 37,8. Pouls, 100.

17 décembre (sixième jour). — Matin, 37,5. Pouls, 90. Soir, 37. Pouls, 80.

A partir de ce moment, la température reste normale, et la femme sort guérie le 2 janvier 1895.

OBSERVATION XXXI (n° 2083)

Réascension le lendemain du curettage. — Deuxième curettage suivi de chute définitive de la température. — Hydramnios. — Accouchement prématuré. — Fœtus mort et macéré.

La nommée M..., Marie, vingt-huit ans, domestique, entrée dans le service le 19 décembre 1894, est conduite le 21 décembre à dix heures du soir à la salle de travail. Elle est à son troisième accouchement, enceinte de huit mois environ. On n'entend plus les bruits du cœur du fœtus. Les membranes sont rompues artificiellement à la dilatation complète, et elle expulse à onze heures du soir un enfant mort et macéré de 2.690 grammes. La délivrance est incomplète. Elle reçoit une injection intra-utérine aussitôt après. La température est alors à 39,5, et le pouls à 135.

22 décembre (premier jour). — Matin, 38. Soir, 38,5. Pouls, 110. Injection utérine.

23 décembre (deuxième jour). — Matin, 37,2. Pouls, 88. Soir, 36,8. Pouls, 80.

24 décembre (troisième jour). — Matin, 36,8 ; soir, 38,6. Pouls, 96. Curettage.

25 décembre (quatrième jour). — Matin, 38. Pouls, 80 ; soir, 39. Pouls, 80. On pratique un deuxième curettage.

26 décembre (cinquième jour). — Matin, 37,2 ; soir, 37,5.

27 décembre (sixième jour). — Matin, 37,2 ; soir, 37,5.

A partir de ce moment la température reste normale, la femme sort guérie le 11 janvier 1895.

DEUXIÈME CATÉGORIE (7 cas). — *Cas où la réascension de la température après le curettage est suivie d'une chute progressive*

OBSERVATION XXXII (n° 1239)

Réascension de la température le lendemain du curettage, suivie de chute progressive en deux jours. — Femme examinée dans un autre service. — Accouchement spontané à terme.

Marie T..., dix-sept ans, passementière, primipare, à terme ; entre dans le service le 3 août 1894 à neuf heures du matin avec une dilatation au début. Elle accouche à trois heures cinquante du soir d'un enfant vivant de 3.630 grammes. La délivrance est complète. On fait une injection intra-utérine, cette femme ayant été examinée avant son entrée dans le service.

4 août (premier jour). — Matin, 37 ; soir, 37,2.

5 août (deuxième jour). — Matin, 36,8 ; soir, 38,8. Pouls, 100. Injection intra-utérine.

6 août (troisième jour). — Matin, 37 ; soir, 38,5. Injection intra-utérine.

7 août (quatrième jour). — Matin, 38 ; soir, 38,5. Curettage.

8 août (cinquième jour). — Matin, 37,8 ; soir, 40. Malgré cette température élevée, le pouls étant à 98, on se contente de faire une injection intra-utérine.

9 août (sixième jour). — Matin, 37,2 ; soir, 38,8.

10 août (septième jour). — Matin, 37 ; soir, 37,2.

Le 11 et le 12 août, la température remonte le soir au-dessus de 38 et atteint 40° le soir du 13 août (dixième jour) ; mais le pouls est à 110. Le 14, au matin, la température retombe à 36,8.

Le 15 août (douzième jour). — Matin, 36,8 ; soir, 37,8.

La femme, pour des raisons privées, demande à sortir le 16 août.

Observation XXXIII (n° 2139)

Réascension trois jours après le curettage. — Deuxième curettage, suivi de chute progressive de la température en deux jours. — Bassin vicié. — Présentation du siège. — Enfant mort pendant le travail. — Basiotripsie, tête dernière.

Célestine L..., âgée de dix-neuf ans, primipare, à terme, entre à la salle de travail le 31 décembre 1894, à neuf heures du soir. Le bassin est vicié et mesure 103 millimètres dans le diamètre promonto-sous-pubien. Le fœtus est volumineux et se présente par le siège. A son entrée la dilatation mesure les dimensions d'une pièce de 5 fr.; les membranes sont rompues depuis le matin neuf heures. La dilatation est complète à neuf heures du soir ; on pratique l'abaissement prophylactique du pied, le siège étant décomplété mode des fesses, et l'on procède à l'extraction, mais la tête reste maintenue au niveau du détroit supérieur, et l'enfant succombe.

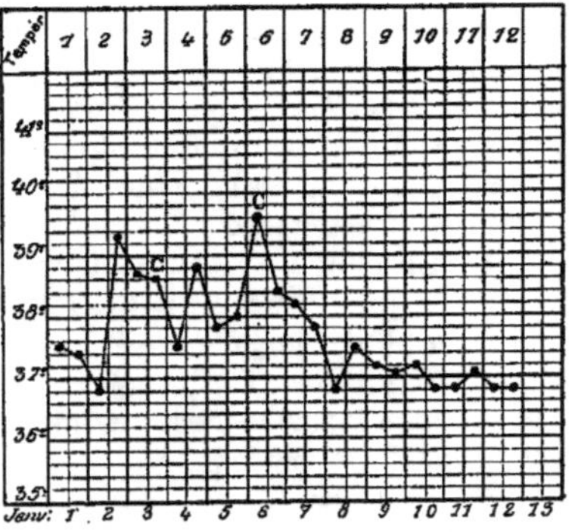

On pratique la basiotripsie sur cet enfant volumineux qui pèse 5.430 grammes sans matière cérébrale. Délivrance complète. Injection intra-utérine.

1er janvier (premier jour). — Matin et soir, 37,5.

2 janvier (deuxième jour). — Matin, 36,8 ; soir, 39,5. Pouls, 120. Injection intra-utérine.

3 janvier (troisième jour). — Matin, 38,5 ; soir, 38,5. Pouls, 100. Curettage.

4 janvier (quatrième jour). — Matin, 37,5 ; soir, 39. Pouls, 100. Injection intra-utérine.

5 janvier (cinquième jour). — Matin, 37,8 ; soir, 38.

6 janvier (sixième jour). — Matin, 39,5. Pouls, 120. On pratique un deuxième curettage. Soir, 38,5. Pouls, 100.

7 janvier (septième jour). — Matin, 38,5. Pouls, 90. Soir, 37,8. Pouls, 96.

8 janvier (huitième jour). — Matin, 36,8. Pouls, 80. Soir, 37,5. Pouls, 96.

A partir de ce moment, la température reste normale, et la femme sort guérie le 18 janvier 1895.

OBSERVATION XXXIV (n° 552)

Réascension après un curettage. — Deuxième curettage pratiqué le onzième jour, suivi de chute progressive de la température en trois jours. — Femme accouchée spontanément à terme.

L..., Marie, vingt-deux ans, domestique, primipare, à terme, entre dans le service le 7 avril 1894, à neuf heures du soir, présentant un début de dilatation. Les membranes se rompent à la dilatation complète, et un enfant de 3.680 grammes est expulsé à onze heures et quart du soir. Délivrance complète.

7 avril (premier jour). — Matin, 36,8 ; soir, 37.

8 avril (deuxième jour). — Matin, 36,8 ; soir, 37.

9 avril (troisième jour). — Matin, 37,2 ; soir, 37,4.

10 avril (quatrième jour). — Matin, 38 ; soir, 39,5. Injection intra-utérine.

11 avril (cinquième jour). — Matin, 37 ; soir, 80. Irrigation continue à une heure du matin, le 12 avril.

12 avril (sixième jour). — La température baisse progressivement jusqu'à 37°, à neuf heures du matin. On cesse l'irrigation. A onze heures et demie, frisson. A une heure du soir, 40,2. Curettage ; à cinq heures soir, 39,5.

13 avril (septième jour). — Matin, 38,2 ; soir, 39,5.

14 avril (huitième jour). — Matin et soir, 40,5.

15 avril (neuvième jour). — Matin, 39 ; soir, 39,2.

16 avril (dixième jour). — Matin, 38,5 ; soir, 40.

17 avril (onzième jour). — Matin, 39,5. Jusqu'ici on avait pratiqué, matin et soir, une injection intra-utérine. On pratique un deuxième curettage, et la température tombe progressivement dans les jours qui suivent.

18 avril (douzième jour). — Matin, 38,5 ; soir, 38.

19 avril (treizième jour). — Matin, 37,8 ; soir, 37,5.

La température reste normale, sauf le seizième jour, où elle remonte à 39,5, par suite d'un abcès consécutif à une injection sous-cutanée.

La femme sort guérie le 12 mai.

OBSERVATION XXXV (n° 772)

Réascension de la température le lendemain du curettage, suivie de chute progressive en trois jours. — Bassin vicié. — Accouchement spontané.

Jeanne H..., vingt-deux ans, brodeuse, primipare, à terme, entrée dans le service le 5 avril 1894, et à la salle de travail, le 15 mai à minuit. Rupture, spontanée, précoce, des membranes, et expulsion à neuf heures et demie du matin d'un enfant de 3.430 grammes, vivant. Délivrance complète.

16 mai (premier jour). — Matin, 37 ; soir ; 37,2.

17 mai (deuxième jour). — Matin, 37 ; soir, 37,2.

18 mai (troisième jour). — Matin, 37,5 ; soir, 37,4.

19 mai (quatrième jour. — Matin, 37 ; soir, 38,2. Pouls, 108.

20 mai (cinquième jour). — Matin, 38,8 ; soir, 39,2.

La femme est soumise pendant deux heures à l'irrigation continue, et l'on pratique un curettage, qui est suivi d'un violent frisson.

21 mai (sixième jour). — Matin, 38,5. Pouls, 96. Soir, 39,4. Pouls, 108. Étant donné l'état du pouls, on ne pratique qu'une injection intra-utérine. Les jours suivants, la température s'abaisse progressivement.

22 mai (septième jour). — Matin, 38,5 ; soir, 38,2.

23 mai (huitième jour). — Matin, 38,2 ; soir, 37,5.

24 mai (neuvième jour). — Matin et soir, 37,5.

A partir de ce moment la température reste normale, sauf une élévation à 39° le treizième jour, due à une lymphangite du sein.

La femme sort guérie le 12 juin 1894.

OBSERVATION XXXVI (n° 1465)

Réascension après le curettage, suivie de chute progressive de la température. — Pneumonie grave. — Guérison. — Température élevée avant l'accouchement. — Accouchement spontané à terme.

O..., Eugénie, âgée de vingt-quatre ans, quintipare, à terme, entre à la salle de travail le 9 septembre 1894, à neuf heures du soir, avec un col en voie d'effacement; les membranes se rompent à cette période du travail. La dilatation est complète le 10 septembre à six heures du matin. L'accouchement se termine spontanément un quart d'heure plus tard par la naissance d'un enfant vivant de 2.820 grammes. Délivrance complète.

Une heure avant d'accoucher, la femme est prise de malaise, et elle a un violent frisson. Après l'accouchement, la température est à 39,5 et le pouls à 120.

10 septembre (premier jour). — La température est redevenue normale dans la soirée : 36,8.

11 septembre (deuxième jour). — Matin, 36,8: soir, 37,2.

12 septembre (troisième jour). — Matin, 37,5. On pratique une injection intra-utérine. Soir, 37.

13 septembre (quatrième jour). — Matin, 37,2 ; soir, 37,6. Injection intra-utérine.

14 septembre (cinquième jour). — Matin, 39. Pouls, 114. Curettage. Frisson violent. — Soir, 39,2.

15 septembre (sixième jour). — Matin et soir, 38,5. Injection intra-utérine.

16 septembre (septième jour). — Matin, 39 ; soir, 39. Injection intra-utérine.

17 septembre (huitième jour). — Matin, 36,8 ; soir, 37,5.

La température s'élève de nouveau le 19 septembre au soir ; il y a un violent frisson, et un point de côté très douloureux à droite. Une pneumonie évolue de ce côté-là et donne lieu à de nombreuses élévations de température.

La femme sort guérie le 8 novembre.

OBSERVATION XXXVII (n° 2092)

Réascension après le curettage, suivie de chute progressive de la température en quatre jours. — Bassin vicié. — Accouchement spontané.

B..., Marie, vingt-quatre ans, primipare, à terme, entre à la salle de travail le 23 décembre 1894, à midi, ayant un début de dilatation. Rupture précoce et spontanée des membranes à six heures du soir. Expulsion spontanée à neuf heures et demie d'un enfant vivant de 3.000 grammes. Délivrance spontanée incomplète. Bassin vicié, mesurant 107 millimètres dans le diamètre promonto-sous-pubien.

24 décembre (premier jour). — Matin, 37,2 ; soir, 36,8.

25 décembre (deuxième jour). — Matin et soir, 36,8.

26 décembre (troisième jour). — Matin, 36,8 ; soir, 37.

27 décembre (quatrième jour). — Matin, 37,2 ; soir, 38,8. Pouls, 120. Injection intra-utérine.

28 décembre (cinquième jour). — Matin, 38. Pouls, 90. Soir, 39,5. Pouls, 120. Curettage.

29 décembre (sixième jour). — Matin, 39,8. Pouls, 120. Injection intra-utérine. Soir, 38,8. Pouls, 104.

30 décembre (septième jour). — Matin, 37,5. Pouls, 96. Soir, 38,5. Pouls, 116.

31 décembre (huitième jour). — Matin, 37. Pouls, 108. Soir, 38. Pouls, 100.

1er janvier 1895 (neuvième jour). — Matin, 37. Pouls, 104. Soir, 38,5. Pouls, 104.

2 janvier (dixième jour). — Matin, 37 ; soir, 37,5. Pouls, 80.

La température reste normale, et ne présente une élévation à 38° qu'au moment d'une lymphangite des deux seins. La femme sort guérie, le 24 janvier.

OBSERVATION XXXVIII (n° 396)

Réascension de la température après le curettage, suivie de chute progressive en six jours. — Accouchement spontané à terme

B..., Adèle, vingt-deux ans, brodeuse, tertipare, entre à la salle de travail le 10 mars à neuf heures du soir, le col en voie d'effacement; les membranes rompues prématurément, une heure avant. Expulsion spontanée, le 11 mars, à cinq heures du matin, d'un enfant vivant de 3.030 grammes. Délivrance complète.

11 mars (premier jour). — Soir, 37,5.

12 mars (deuxième jour). — Matin, 36,8; soir, 37,2.

13 mars (troisième jour). — Matin, 38,5; soir, 38,5. Curettage. On avait pratiqué une injection intra-utérine le matin.

14 mars (quatrième jour). — Matin, 37,5 ; soir, 37,2.

15 mars (cinquième jour). — Matin, 38 ; soir, 39. Injection intra-utérine.

Les jours suivants, la température oscille autour de 38° sans dépasser ce degré. Puis retombe à la normale, sans qu'il y ait d'autre incident à signaler que des crevasses du sein, avec une légère lymphangite.

La femme sort guérie le 30 mars.

N° d'ordre	N° d'observation	DATE de l'accouchement	TERME	ACCOUCHEMENTS antérieurs	DATE DE L'ENTRÉE dans le service — Salle des femmes enceintes	Salle de travail	État de la dilatation à l'entrée	RUPTURE DES MEMBRANES — spontanée	artificielle	TEMPS compris entre la rupture des membranes et expulsion	DURÉE DU TRAVAIL — totale	période d'expulsion	COMPLICATIONS ET OPÉRATIONS
1	48	9 janvier	9 mois	I pare		9 janvier	1 franc		temp.	25 m.	12 heures	25 m.	
2	102	17 —	9 —	III —		17 —	complète	?	?	?	37 —	20 m.	embryotomie
3	172	30 —	9 —	II —	30 nov. 1893	29 —	début	précoce		4 h. 30	11 h. 30	4 h. 5	bassin vicié, cardiaque
4	173	30 —	9 —	I —		30 —	—	temp.		15 m.	5 h. 35	20 m.	
5	252	13 février	9 —	V —		12 février	—	prémat.		48 heures	?		bassin oblique ovalaire, basiotripsie
6	269	17 —	9 —	I —		16 —	1 franc	—		?	7 h. 35	2 h. 20	forceps excavation
7	370	7 mars	9 —	III —		6 mars	début	précoce		?	22 h. 55	1 h. 25	
8	396	11 —	9 —	III —		10 —	—	prémat.		9 heures	9 h. 10	10 m.	
9	428	17 —	9 —	II —		17 —	2 francs		temp.	10 m.	7 h. 30	10 m.	
10	458	22 —	9 —	I —		22 —	début		—	35 m.	12 heures	35 m.	
11	552	7 avril	9 —	I —		7 avril	1 franc	temp.		15 m.	14 —	15 m.	
12	566	10 —	9 —	I —		10 —	début		temp.	2 heures	8 —	2 heures	
13	609	17 —	9 —	I —	26 février	17 —	dilat. compl.		—	2 —	10 —	2 —	symphyséotomie
14	653	25 —	9 —	I —		25 —	5 francs	prémat.		24 —	17 —	?	gross. gémell., dystoc., forc., version
15	692	1er mai	7 —	II —		1er mai	1 —	prém. liq. infect.		34 —	4 —	10 m.	
16	703	3 —	9 —	I —		2 —	début	—	temp.	15 m.	7 h. 45	15 m.	
17	771	15 —	9 —	I —		14 —	—	précoce		6 heures	12 h. 30	1 h. 5	
18	772	15 —	9 —	I —	5 avril	15 —	—			3 —	43 h. 30	1 heure	bassin vicié, accouchement spontané
19	779	15 —	9 —	I —		15 —	presq. compl.	prémat.		53 —	48 heures	?	forceps excavation
20	873	31 —	9 —	VI —	30 avril	31 —	début		prémat.	2 —	2 —	4 m.	hémor., vers. int., insert. vic. procid. du cordon
21	902	5 juin	9 —	II —		5 juin	complète	prémat.		?	16 —	4 heures	forceps en ville, symphyséotomie
22	1088	8 juillet	9 —	I —		8 juillet	5 francs	—		24 heures	?	?	symphyséotomie
23	1135	18 —	8 —	I —		18 —	début	précoce		?	9 h. 10	25 m.	hémorrhagie après délivrance
24	1239	3 août	9 —	I —		3 août	—	—		?	14 heures	1 h. 15	
25	1465	10 septembre	9 —	V —		9 septembre	—	—		16 heures	22 —	20 m.	
26	1490	14 —	9 —	I —	11 septembre	14 —	—	prémat.		3 jours	75 —	?	symphyséotomie
27	1537	20 —	8 —	I —		20 —	—	—		?	10 —	1 h. 15	
28	1840	6 octobre	9 —	V —	5 octobre	6 octobre	—	précoce		?	6 h. 15	15 m.	
29	1688	11 —	8 —	I —		10 —	—	temp.		30 m.	13 h. 45	30 m.	
30	1740	22 —	9 —	II —		21 —	—	précoce		?	13 h. 50	20 m.	
31	1757	25 —	9 —	I —		25 —	1 franc	temp.		25 m.	7 h. 15	25 m.	
32	1765	26 —	8 —	I —	18 août	26 —	début		précoce	9 heures	24 heures	1 h. 10	
33	1811	2 novembre	7 —	IV —	25 octobre	2 novembre	—	prémat.		7 jours	8 heures	5 m.	
34	1924	24 —	9 —	II —		24 —	5 francs		temp.	5 m.	8 h. 25	5 m.	
35	2028	12 décembre	9 —	I —		11 décembre	début	précoce		10 heures	13 heures	1 h. 30	
36	2083	21 —	8 —	III —	19 décembre	21 —	2 francs		temp.	10 m.	10 —	10 m.	
37	2092	23 —	9 —	I —		23 —	2 —	précoce		3 h. 30	9 h. 30	1 h. 45	
38	2139	31 —	9 —	I —		31 —	5 —	prémat.		14 h. 45	14 heures	2 h. 45	basiotripsie

N° d'ordre	N° d'observation	Mode de délivrance — complète	Mode de délivrance — incomplète	Durée de la période de délivrance	Toucher ville	Toucher clinique	État de l'enfant à la naissance	Traitement antérieur au curettage	Jour du 1er curettage dans les suites de couches	Jour du 2e curettage	Chute de la température — définitive	Chute de la température — progressive	Ascension de la température suivie de chute — définitive	Ascension de la température suivie de chute — progressive	État de la mère à la sortie	Date de la sortie
1	48	extraction		2 h. 20		2	vivant	irrigation continue	4e		immédiate				bon	25 janvier
2	102	artificielle			3	2	mort	—	2e		—				—	28 —
3	172	extraction		40 m.		8	vivant	—	4e		—				compl. de la fosse iliaque	2 mars
4	173	—		1 h. 25		5	—	—	3e		—				bon	11 février
5	232	artificielle				10	mort	—	3e			en 3 jours			—	28 —
6	269		spontanée	45 m.		3	vivant	—	1er		immédiate				—	5 mars
7	370	extraction		35 m.		3	—	—	3e		—				—	20 —
8	396	—		35 m.		3	—	injection intra-utérine	3e					en 6 jours	—	30 —
9	428	spontanée		20 m.		1	—	irrigation continue	4e		immédiate				—	30 —
10	438		spontanée	45 m.		2	—	—	3e			en 1 jour			—	4 avril
11	552	extraction		35 m.		3	—	—	6e	11e				en 3 jours	—	12 mai
12	566	—		35 m.		2	—	—	3e		immédiate				—	22 avril
13	609	express.		20 m.		4	mort	injection intra-utérine	6e				immédiate		—	25 mai
14	653	artificielle		1 h. 40	1	4	viv. viv.	—	2e			en 1 jour			—	12 —
15	692		express.	30 m.		6	vivant	irrigation continue	2e		immédiate				—	16 —
16	703	extraction		45 m.		3	—	injection intra-utérine	1er		morte 7 heures après le curettage					6 —
17	771	—		35 m.		2	—	—	2e			en 2 jours			—	28 —
18	772	—		30 m.		2	—	irrigation continue	5e					en 3 jours	—	12 juin
19	779		artificielle	immédiate			—	—	1er			en 2 jours			—	25 mai
20	873	express.		30 m.		2	mort	injection intra-utérine	2e			en 6 jours			—	20 juin
21	902	artificielle		5 m.	2	4	vivant	—	2e		morte le 3e jour				—	7 —
22	1088	—		2 m.	2	3	—	—	4e			en 1 jour			—	5 août
23	1135	extraction		35 m.		3	—	—	5e	11e			apr. le 2e curet.		—	8 —
24	1239	express.		2 heures	2	2	—	—	4e					en 2 jours	mauvais	16 —
25	1465	extraction		30 m.		2	—	—	5e					en 3 jours	bon	8 septembre
26	1490	artificielle		2 m.	2	2	—	—	4e		morte le 9e jour				—	21 —
27	1537	extraction		45 m.		2	—	—	3e		immédiate				—	20 octobre
28	1640	—		30 m.		2	—	—	3e		—				—	21 —
29	1668		expresse	40 m.		1	—	—	3e			en 3 jours			—	1er novembre
30	1740	spontanée		20 m.		2	—	—	5e			en 1 jour			—	10 —
31	1757		extraction	1 h. 30		2	—	—	5e		immédiate				—	11 —
32	1765		—	35 m.		2	—	—	4e			en 2 jours			—	10 —
33	1811	extraction		35 m.		1	—	—	3e			en 1 jour			—	15 —
34	1924	spontanée		15 m.		1	—	—	4e		morte le 28e jour				—	
35	2028	express.		35 m.		5	—	—	3e	4e			apr. le 2e curet.		—	2 janvier
36	2083	spontanée	expresse	35 m.		3	macéré	—	7e	4e			—		—	11 —
37	2092		spontanée	10 m.		2	vivant	—	5e					en 4 jours	—	24 —
38	2139			5 m.		3	mort	—	3e	6e				en 2 jours après le 3e curettage	—	18 —

INJECTIONS INTRA-UTÉRINES

NUMÉROS D'OBSERVATIONS	Date de l'accouchement	TERME	ACCOUCHEMENTS ANTÉRIEURS	Salle des femmes enceintes	Salle de travail	Dilatation à l'entrée	RUPTURE DES MEMBRANES spontanée	RUPTURE DES MEMBRANES artificielle	TEMPS compris entre rupture des membranes et expulsion	DURÉE DU TRAVAIL TOTALE	DURÉE DU TRAVAIL PÉRIODE d'expulsion	OPÉRATIONS	MODE DE DÉLIVRANCE COMPLÈTE	MODE DE DÉLIVRANCE INCOMPLÈTE	DURÉE de la PÉRIODE de délivrance
10	3 janv.	8 mois	II		3 janv.	5 fra nes	prém.		7 heures	5 h. 40	10 m.			extraction	55 m.
28	6 —	9 —	II	27 sept.	5 —	début		préc.	2 h. 45	17 heures	10 —	symphyséotomie	artificielle		16 —
53	10 —	9 —	VI		10 —	complète	?	?	rompues à l'entrée	28 —	15 m.		extraction		15 —
60	11 —	9 —	I		10 —	début		temp.	15 m.	23 —	15 m.		extraction		30 —
63	11 —	8 —	I		11 —	—	prém.		14 heures	9 —	15 —		—		40 —
91	16 —	9 —	I		16 —	1 franc		temp.	20 m.	16 —	20 —			extraction	55 —
113	21 —	9 —	II		21 —	—			1 heure	16 —	1 heure		—		30 —
114	21 —	9 —	I		21 —	0,50 cent.		préc.	3 h. 3/4	18 —	30 m.			extraction	1 h. 25
130	24 —	9 —	I		23 —	1 franc			2 heures	24 —	35 —		—		45 m.
134	25 —	9 —	V	14 janv.	25 —	début		temp.	5 m.	8 —	5 —			extraction	35 —
248	8 févr.	8 m. 1/2	I		8 févr.	1 franc	préc.		7 h. 30	8 —	15 —		—		1 h. 15
230	9 —	9 mois	I		0 —	5 francs		temp.	3 h. 25	19 —	3 h. 25		—		1 h. 10
243	12 —	8 —	II		12 —	début	temp.		25 m.	6 h. 25	25 m.		artificielle		2 heur.
246	12 —	8 m. 1/2	I		12 —	—		préc.	8 h. 45	14 h. 45	4 h. 45		extraction		35 m.
253	13 —	7 mois	VI		13 —	accouchée	?		?	?	?			expression	30 —
285	19 —	9 —	I		19 —	5 francs	préc.		7 h. 20	15 heures	50 m.			extraction	1 h. 10
343	2 mars	9 —	I	25 févr.	2 mars	début	prém.		4 jours	19 —	12 —	symphyséotomie	artificielle		12 m.
426	17 —	9 —	I		17 —	5 francs	temp.		35 m.	7 h. 35	35 —		extraction		35 —
429	17 —	9 —	II		17 —	2 francs		temp.	10 —	7 h. 30	10 —		exp. spont		20 —
450	20 —	9 —	II		20 —	début		—	40 —	13 h. 40	40 -		extraction		40 —
504	30 —	9 —	I	28 mars	29 —	—		temp.	50 —	4 heures	50 —		—		30 —
541	6 avril	8 m. 1/2	I		5 avril	1 franc		temp.	3 h. 10	13 —	3 h. 10		—		45 —
548	6 —	9 mois	I		6 —	2 francs	préc.		3 h. 40	11 h. 40	1 h. 10		—		1 h 5
583	12 —	8 m. 1/2	I		12 —	5 francs		temp.	1 h. 33	15 h. 35	1 h. 33		—		30 m.
654	25 —	7 mois	I		24 —	?	prém.		35 h. 40	13 h. 40	10 m.			extraction	30 —
659	25 —	7 m. 1/2	II		25 —	début	temp.		5 m.	14 heures	5 —			expression	30 —
732	8 mai	9 mois	II	7 mai	8 mai	—		temp.	15 —	2 —	15 —			artificielle	15 —
734	8 —	9 —	I		8 —	complète		tard.	5 —	6 —	5 —		extraction		35 —
744	9 —	9 —	I		9 —	5 francs	préc.		4 h. 30	7 —	15 —		—		30 —
746	9 —	9 —	IX		9 —	—	prém.		7 h. 50	7 —	20 —		—		50 —
776	15 —	9 —	III		15 —	—		temp.	20 m.	3 h. 50	20 —		—		20 —
784	17 —	9 —	II		17 —	—		temp.	20 —	10 heures	20 —		—		50 —
799	18 —	9 —	I		18 —	1 franc		temp.	1 h. 25	11 h. 55	1 h. 20		expression		45 —
842	26 —	7 —	I	2 avril	26 —	—		temp.	1 h. 10	14 heures	1 heure			extraction	30 —
854	27 —	8 m. 1/2	II	17 —	27 —	?		préc.	4 heures	4 h. 30	?	ball. Champ., vers. int.	artificielle		2 —
857	29 —	9 mois	VIII		28 —	début	temp.		25 m.	10 heures	15 m.		extraction		35 —
872	31 —	9 —	I		31 —	5 francs	préc.		1 heures	13 —	45 —		expression		40 —
875	31 mai	9 mois	I		31 mai	?	préc.		5 heures	16 heures	2 h. 25		extraction		30 —
953	15 juin	5 —	II		15 juin	5 francs	temp.		5 m.	?	5 m.			spontanée	
1025	29 —	9 —	I	27 juin.	29 —	début	temp.		40 —	11 h. 20	40 —			extraction	35 —
1052	3 juill.	8 —	I	13 —	2 juill.	5 francs		préc.		4 heures	30 —		—		40 —
1060	5 —	8 —	IV		5 —	2 francs	prém.		3 jours	5 —	5 —		extraction		45 —
1097	11 —	9 —	II		11 —	complète	—		10 heures	9 h. 50	1 h. 30		—		40 —
1132	18 —	4 m. 1/2	III	15 juill.	18 —	?	préc.		4 h 20	5 heures	2 m.			spontanée	10 —
1141	20 —	9 mois	I		20 —	1 franc		préc.	1 h. 10	7 h. 30	35 -			extraction	40 —
1163	22 —	9 —	I	25 juill.	22 —	début		—	2 h. 45	24 heures	1 h. 15			spontanée	35 —
1234	2 août	9 —	I		2 août	5 francs		temp.	1 h. 30	5 h. 15	1 h. 20			extraction	25 —
1281	10 —	9 —	III		10 —	complète	prém.		2 jours	31 heures	?	basiotripsie	artificielle		5 —
1293	12 —	7 —	I		12 —	—		temp.	20 m.	12 —	20 m.			extraction	1 heur.
1332	19 —	9 —	II		19 —	début			10 —	3 —	10 —		—		45 m.
1353	23 —	9 —	XIV	27 juill.	23 —	5 francs	prém.		?	8 h. 20	20 —		—		1 h. 30
1369	25 —	9 —	II		25 —	2 francs		temp.	1 h. 40	24 heures	1 h. 30		—		45 m.
1495	15 sept.	9 —	I	12 sept.	14 sept.	1 franc		—	1 h. 30	33 —	1 h. 25	ext. siège, incis. clois. vagin.	—		35 —
1522	18 —	9 —	II		18 —	5 francs	prém.		27 heures	20 —	25 m.		—		35 —
1527	19 —	9 —	I		19 —	2 francs		temp.	1 h. 10	5 —	1 heure			extraction	55 —
1536	20 —	9 —	II	10 sept.	20 —	5 francs	temp.		2 heures	10 —	2 heures			extraction	1 h. 10
1546	22 —	9 —	III		22 —	2 francs		temp.	35 m.	3 —	35 m.			spontanée	25 —
1603	1er oct.	9 —	II		30 —	début	préc.		8 h. 45	9 h. 15	15 —			expression	25 —
1627	4 —	9 —	II		4 oct.	—	—		45 m.	15 heures	10 —			extraction	1 heur.
1639	6 —	9 —	II		6 —	2 francs		préc.	2 heures	19 —	20 —			spontanée	5 m.
1641	6 —	9 —	I		6 —	début	préc.		?	15 —	5 —		extraction		30 —
1644	7 —	9 —	I		7 —	5 francs		préc.	?	4 h. 50	35 —	procid. cord. réd.	—		30 —
1647	8 —	9 —	II		8 —	début	prém.		?	2 heures	5 —			extraction	1 h. 30
1673	11 —	8 —	I	5 sept.	11 —	?	préc.		1 h. 10	23 —	20 —	ball. vers. int. forceps	artificielle		5 m.
1676	12 —	9 —	I	28 —	12 —	1 franc		temp.	4 heures	15 heures	4 heures	?		extraction	40 —
1699	15 —	9 —	II		15 —	?			?	?	?		extraction		1 heur.
1739	22 —	9 —	V	26 sept.	21 —	2 francs		préc.	?	4 h. 15	15 m.		spontanée		7 m.
1756	23 —	7 —	I		23 —	5 francs	temp.		15 m.	3 heures	15 —				40 —
1781	28 —	9 —	I		28 —	2 francs		temp.	30 —	10 —	30 —			expression	40 —
1798	31 —	9 —	I		31 —	1 franc		—	2 h. 45	12 —	2 h. 40		—		1 heur.
1809	2 nov.	9 —	I	25 oct.	2 nov.	2 francs	temp.		50 m.	9 —	50 m.		extraction		50 m.
1814	3 —	9 —	I		3 —	1 franc	prém.		2 jours	8 —	2 h. 15		—		1 h. 5
1818	4 —	8 m. 1/2	I		4 —	5 francs	temp.		40 m.	13 —	30 m.		—		30 m.
1842	7 —	9 mois	II	5 nov.	7 —	début	prém.		?	24 —	?	levier-basiot.	artificielle		5 —
1844	8 —	8 —	III		7 —	2 francs	préc.		5 heures	11 h. 30	20 m.		expression		30 —
1893	18 —	9 —	I		8 —	5 francs	temp.		15 m.	3 heures	15 —		extraction		40 —
1896	18 —	9 —	III		18 —	2 francs		préc.	2 heures	13 —	30 —		—		50 —
1899	19 —	8 —	II		19 —	—			30 m.	6 —	10 —		expression		30 —
1903	20 —	9 —	VI		20 —	—		temp.	25 —	5 h. 40	25 —		extraction		35 —
1958	29 —	8 —	I		29 —	début	—		30 —	4 heures	30 —		—		45 —
1975	2 déc.	9 —	I		2 déc.	—		préc.	4 heures	21 —	1 heure		—		30 —
1976	2 —	9 —	I		2 —	2 francs		temp.	2 h. 45	9 —	2 heures		—		30 —
2003	9 —	8 m. 1/2	I	3 déc.	8 —	?	préc.		2 h. 45	13 —	15 m.			extraction	45 —
2036	14 —	9 mois	II		14 —	?	—		4 h. 25	5 h. 30	15 —		extraction		1 h. 20
2073	20 —	5 —	I		20 —	complète	prém.		?	3 h. 15	5 —			spontanée	5 m.

INJECTIONS INTRA-UTÉRINES (*Suite*)

NUMÉROS D'OBSERVATIONS	Date de l'accouchement	NOMBRE DE PERSONNES ayant pratiqué le toucher		ÉTAT de L'ENFANT à la naissance	OBSERVATIONS	ÉTAT DE LA MÈRE à la sortie	DATE DE LA SORTIE
		En ville	A la Clinique				
40	3 janv.		1	vivant	38°,2 le soir du 2e jour. Injection.	bon	13 janvier
28	6 —		3	—	38°,2 le soir du 2e jour. Injection.	—	19 —
53	10 —	2	4	—	39°,4 le matin du 3e jour. Injection.	—	11 mars
60	11 —		2	—	38°,5 le matin du 3e jour. Injection; le soir 39°,5, l'irrigation continue pendant 9 heures.	—	25 janvier
63	11 —		3	—	38°,5 le soir du 3e jour. Injection.	—	22 —
91	16 —		3	—	38°,8 le matin du 4e jour. Injection.	—	8 février
113	21 —		2	—	38°,2 le matin du 2e jour. Injection, extraction des membranes.	—	1er —
114	21 —		3	—	38°,2 le soir du 2e jour. Injection.	—	30 janvier
130	24 —		4	—	39°,5 le soir du 2e jour. Injection.	—	5 février
134	25 —		2	—	39°,2 le soir du 2e jour. Injection.	—	3 —
218	8 févr.		2	—	38° le soir du 2e jour. Injection, extraction des membranes.	—	24 —
230	9 —		3	—	38° le soir du 3e jour. Injection.	—	18 —
243	12 —		3	—	38°,4 le soir du 3e jour. Injection.	—	24 —
246	12 —		3	—	38°,2 le soir du 2e jour. Injection.	—	23 —
253	13 —		2	macéré	39°,1 le soir du 2e jour. Injection.	—	22 —
285	19 —		2	vivant	38°,2 le soir du 3e jour. Injection.	—	28 —
343	2 mars		6	—	38°,3 le soir du 3e jour. Injection.	—	29 mars
426	17 —		1	—	38°,5 le soir du 3e jour. Injection.	—	24 —
429	17 —		1	—	38°,1 le soir du 2e jour. Injection. — 39°,6 le 7e jour. Injection.	—	31 —
450	20 —		4	—	38°,2 le soir du 5e jour. Injection.	—	30 —
504	30 —		2	—	38° le 3e jour. Injection.	—	9 avril
541	6 avril		2	mort	38°,5 le 4e jour. Injection.	—	14 —
548	6 —		2	vivant	38° le soir du 2e jour. Injection.	—	15 —
585	12 —		2	—	38°,5 le soir du 3e jour. Injection.	—	23 —
654	25 —		3	macéré	38°,2 le soir du 3e jour. Injection.	—	3 mai
659	25 —		2	—	38°,4 le soir du 4e jour. Injection.	—	7 —
732	8 mai		2	vivant	37°,8 le soir du 4e jour. Injection.	—	22 —
734	8 —		1	—	38°,4 le soir du 4e jour. Injection.	—	19 —
744	9 —		1	—	38°,1 le soir du 3e jour. Injection.	—	18 —
746	9 —		4	—	38°,2 le soir du 3e jour. Injection.	—	18 —
776	15 —		2	—	38° le soir du 3e jour. Injection	—	26 —
784	17 —		2	—	38°,3 le soir du 4e jour. Injection. — 38°,4 le soir du 5e jour. Injection, 40 ventouses.	—	20 —
799	18 —		2	—	38° le 5e jour. Injection.	—	27 —
842	26 —		2	macéré	38°,5 le soir du 3e jour. Injection, syphilis.	—	7 juin
854	27 —		6	mort	38° le soir du 2e jour. Injection. — 38°,1 le soir du 3e jour. Injection.	—	14 —
857	29 —		4	vivant	38°,4 le soir du 3e jour. Injection.	—	9 —
872	31 —		1	—	38°,2 le soir du 2e jour. Injection.	—	12 —

NUMÉROS D'OBSERVATIONS	Date de l'accouchement	NOMBRE DE PERSONNES ayant pratiqué le toucher		ÉTAT de L'ENFANT à la naissance	OBSERVATIONS	ÉTAT DE LA MÈRE à la sortie	DATE DE LA SORTIE
		En ville	A la Clinique				
875	31 mai		2	vivant	38°,6 le soir du 2e jour. Injection	bon	20 juin
953	15 juin		3	—	avortement à 5 mois, 38°,4 le 4e jour. Injection.	—	25 —
1025	29 —		3	—	38°,1 le soir du 3e jour. Inj. — 38°,6 le soir du 4e jour. Inj. — 38° le soir du 5e jour. Inj.	—	9 juillet
1052	3 juill.		5	—	38°,3 le soir du 3e jour. Injection.	—	14 —
1060	5 —		2	—	38°,8 le soir du 3e jour. Injection.	—	17 —
1097	11 —		2	—	38°,2 le soir du 2e jour. Injection (envoyée à Sainte-Anne).	aliénée	20 —
1132	18 —		—	—	38°,2 le soir du 4e jour. Injection (avort. 4 1/2).	bon	3 août
1141	20 —		2	—	38°,1 le soir du 3e jour. Injection.	—	28 juillet
1163	22 —		5	—	38°,5 le soir du 2e jour. Injection.	—	2 août
1231	2 août		1	—	37°,8 le soir du 2e jour. Injection. — 38° le soir du 3e jour. Injection.	—	11 —
1281	10 —		4	mort	38°,2 le soir du 4e jour. Injection.	—	29 —
1293	12 —		2	macéré	38°,4 le soir du 2e jour. Injection (syphilis).	—	20 —
1332	19 —		1	vivant	38°,3 le soir du 2e jour. — 38°,4 le soir du 3e jour. Injection.	—	1er septembre
1353	23 —		3	—	40° le 2e jour. Injection.	—	1er —
1369	25 —		3	—	38°,6 le soir du 2e jour. Injection.	—	1er —
1495	15 sept.		3	—	39°,3 le soir du 3e jour. Frissons, injection	—	24 —
1522	18 —		2	—	38° le soir du 4e jour. Injection.	—	29 —
1527	19 —		1	—	38°,3 le soir du 4e jour. Injection.	—	6 octobre
1536	20 —		2	—	38°,3 le soir du 3e jour. Injection.	—	29 septembre
1546	22 —		2	—	37°,9 le soir du 3e jour. Injection.	—	3 octobre
1603	1er oct.		1	—	38°,3 le soir du 3e jour. Injection.	—	14 —
1627	4 —		2	—	38°,5 le soir du 4e jour. Injection	—	13 —
1639	6 —		3	—	38° le soir du 2e jour. Injection.	—	20 —
1641	6 —		1	—	39° le soir du 4e jour. Injection.	—	14 —
1644	7 —		3	—	38°,1 le soir du 5e jour. Injection. — 39°,3 le soir du 6e jour. Injection.	—	17 —
1647	8 —		2	—	38°,3 le soir du 2e jour. Injection (expulsion des membranes).	—	17 —
1673	11 —		1	—	38° le soir du 2e jour. Injection. — 38° le soir du 3e jour. Injection.	—	28 —
1676	12 —		3	—	38°,3 le soir du 3e jour. Injection.	—	27 —
1699	15 —		—	—	39° le soir du 4e jour. Injection.	—	30 —
1730	22 —		3	—	38°,8 le soir du 5e jour. Injection.	—	11 novembre
1756	25 —		3	—	38° le soir du 5e jour. Injection.	—	3 —
1784	28 —		2	—	38°,2 le soir du 5e jour. Injection.	—	7 —
1798	31 —		1	—	37°,8 le soir du 2e jour. Injection.	—	10 —
1800	2 nov.		2	—	38° le soir du 2e jour. Injection. — 37°,6 le 3e jour. Injection. — 39° le 4e jour. inject.	—	23 —
1814	3 —		2	—	38°,3 le soir du 2e jour. Injection.	—	17 —
1818	4 —		3	—	38° le soir du 4e jour. Injection.	—	17 —
1842	7 —		3	mort	38°,6 le lendemain de l'accouchement. Injection.	—	19 —
1844	8 —		3	macéré	38°,3 le soir du 2e jour. Injection. — 38°,2 le soir du 4e jour. Injection.	—	22 —
1893	18 —		2	vivant	38°,2 le lendemain de l'accouchement. Injection.	—	29 —
1886	18 —		3	—	38° le soir du 2e jour. Injection.	—	16 décembre
1899	19 —		1	—	38°,2 le soir du 5e jour. Injection	—	4 —
1903	20 —		3	—	38° le soir du 2e jour. Injection.	—	14 —
1958	29 —		2	—	38°,7 le soir du 3e jour. Injection. — 38°,3 le 4e et le 5e jour. Injection.	—	16 —
1975	2 déc.		2	—	38° le 3e jour. Injection.	—	11 —
1976	2 —		2	—	38°,5 le 6e jour. Injection.	—	13 —
2003	9 —		2	—	39°,1 le soir du 4e jour. Injection.	—	18 —
2036	14 —		1	—	39° le lendemain de l'accouchement. Injection.	—	22 —
2073	20 —		1	macéré	38° le soir du 3e jour. Injection. — 38° le soir du 4e jour. Injection.	—	28 —

CHAPITRE II

PIÈCES JUSTIFICATIVES DE LA DEUXIÈME PARTIE

TABLEAU RÉSUMÉ DES OBSERVATIONS DE PHLÉBITES

N° d'ordre	Année	N° des observations	Date de l'accouchement	Terme	Parité	Date de l'entrée dans le service — Dortoir	Date de l'entrée dans le service — Salle de travail	Dilatation à l'entrée	Rupture des membranes — Spontanées	Rupture des membranes — Artificielles	Temps compris entre la rupture des membranes et l'expulsion	Durée totale du travail
1	1883	318	14 nov.	9 mois	I	»	13 nov.	»	temp.	»	2 heures	18 h. 30
2	1884	34	15 janv.	9 —	I	»	15 janv.	»	temp.	»	5 heures	40 heures
3	1884	302	24 juin	8 —	IV	»	24 juin	»	temp.	»	1/2 heure	8 h. 30
4	1884	356	29 nov.	9 —	I	»	30 nov.	»	temp.	»	2 heures	39 h. 45
5	1885	210	26 mars	8 —	II	9 mars	»	»	prém.	»	4 heures	13 heures
6	1885	275	24 avril	9 —	I	16 —	»	»	préc.	»	4 heures	4 h. 30
7	1886	»	19 mars	8 —	IV	»	19 mars	»	»	»	»	»
8	1886	390	28 août	9 —	I	»	28 août	»	prém.	»	5 jours	15 heures
9	1886	381	12 déc.	9 —	IV	»	12 déc.	»	préc.	»	1 heure	23 heures
10	1887	636	8 nov.	9 —	I	»	8 nov.	»	prém.	»	2 jours	48 heures
11	1888	90	26 juin	9 —	I	»	26 juin	»	prém.	»	6 heures	6 heures
12	1888	120	28 juill.	9 —	I	»	28 juill.	»	préc.	»	»	14 heures
13	1888	153	19 août	9 —	I	»	19 août	»	temp.	»	»	21 heures
14	1888	166	3 sept.	8 —	II	»	8 sept.	complète	»	temp.	»	6 heures
15	1889	29	17 janv.	7 —	V	»	17 janv.	complète	»	temp.	45 min.	7 h. 45
16	1889	282	8 avril	9 —	I	»	7 avril	»	»	temp.	2 heures	20 heures
17	1889	356	2 mai	9 —	III	»	2 mai	»	»	temp.	5 heures	19 heures
18	1890	256	13 avril	8 —	I	»	13 avril	1 franc	préc.	»	4 h. 30	5 heures
19	1890	919	15 oct.	9 —	VIII	21 juill.	15 oct.	5 francs	»	»	2 h. 10	3 h. 30
20	1890	1087	23 nov.	9 —	VIII	18 nov.	23 nov.	»	temp.	»	20 min.	23 heures
21	1890	1130	2 déc.	7 —	I	»	30 —	5 francs	»	temp.	2 heures	15 heures
22	1891	52	12 janv.	9 —	III	»	12 janv.	1 franc	prém.	»	»	8 heures
23	1891	446	9 avril	8 —	I	16 mars	9 avril	»	temp.	»	35 min.	»
24	1891	663	23 mai	7 —	I	28 avril	23 mai	»	»	»	»	11 heures
25	1891	744	9 juin	8 —	VII	13 mai	9 juin	»	»	»	50 min.	6 heures
26	1892	1263	31 août	7 —	I	»	31 août	5 francs	temp.	»	5 min.	8 heures
27	1893	460	1er avril	9 —	I	7 mars	1er avril	1 franc	»	préc.	3 h. 15	12 heures
28	1894	856	27 mai	9 —	VI	»	27 mai	complète	préc.	»	5 h. 15	29 heures
29	1894	890	3 juin	9 —	I	»	3 juin	5 francs	préc.	»	2 h. 25	13 heures

N° d'ordre	Opérations	Délivrance — Complète	Délivrance — Incomplète	État de l'enfant	Observations	Phlébite — Date du début de la 1re phlébite	Phlébite — Date du début de la 2e phlébite	Période pré-phlébitique / Température maxima	Terminaison
1	forceps	natur.	»	vivant	»	6°	»	»	passée en médecine
2	forceps	natur.	»	vivant	fibrômes utérins	18°	»	»	id.
3	»	artific.	»	deux vivants	grossesse double, phlegmon du ligament large	18°	»	39°,8	id.
4	»	spont.	»	vivant	»	12°	16°	40°	id.
5	»	natur.	»	deux vivants	grossesse double	7°	»	38°	guérison
6	»	artific.	»	vivant	hydramnios	20°	30°	39°,8	id.
7	tentatives de délivrance en ville	artific.	»	mort après sa naissance	délivrance artificielle 17 heures après l'accouchement, physométrie	19°	»	40°,8	id.
8	»	artific.	»	mort pendant le travail	insertion vicieuse du placenta, procidence du cordon	16°	»	37°,5	id
9	version, tampon en ville	natur.	»	mort pendant le travail	insertion vicieuse du placenta, albuminurie	30°	41°	40°,5	id.
10	forceps, basiotripsie	natur.	»	mort	hydrocéphalie	18°	»	39°	id.
11	»	natur.	»	vivant	hémorragie de la délivrance	20°	»	39°,6	id.
12	»	natur.	»	vivant	pneumonie	9°	21°	37°,8	id.
13	»	natur.	»	vivant	»	10°	»	37°,8	id.
14	»	natur.	»	mort le 4e jour	»	30°	45°	39°,5	id.
15	»	natur.	»	morts	grossesse triple	10°	»	38°,5	morte d'embolie le 13e jour
16	»	»	natur.	vivant	»	»	»	38°,5	»
17	»	natur.	»	vivant	»	9°	»	37°,8	guérison
18	»	»	artific.	mort	placenta prœvia	15°	»	38°,6	id.
19	»	»	artific.	deux vivants	grossesse double, placenta prœvia	23°	»	39°,5	id.
20	»	natur.	»	vivant	»	8°	»	37°,8	id.
21	forceps	natur.	»	vivant	»	21°	»	40°	id.
22	forceps	»	artific.	vivant	»	24°	»	41°	»
23	»	natur.	»	vivant	»	»	»	38°,5	»
24	»	artific.	»	vivant	»	22°	»	39°	guérison
25	»	natur.	»	vivant	»	»	»	38°,2	»
26	»	natur.	»	mort-né	albuminurie	7°	»	38°	guérison
27	»	»	natur.	vivant	»	7°	20°	38°,5	id.
28	tentatives de forceps en ville	natur.	»	vivant	curettage	17°	»	»	»
29	»	natur.	»	vivant	»	0°	»	37°,5	guérison

Phlegmatia alba dolens, le vingtième jour. — Curettage pratiqué le troisième jour. — Chute progressive en deux jours. — Tentatives d'application de forceps faites en ville. — Application de forceps, enfant vivant [1].

La nommée F..., quarante ans, sextipare, est conduite à la clinique le 27 mai 1894, à une heure du soir. Elle dit être en travail depuis la veille à midi, et avoir perdu les eaux le même jour à trois heures du soir; à dix heures du soir, deux médecins avaient tenté trois applications de forceps sans résultat. A son entrée dans le service, sa température est à 39,1; pouls, 100. L'enfant est vivant. A cinq heures du soir, le 27 mai, extraction avec le forceps d'un enfant vivant de 4.050 grammes. Délivrance naturelle et complète cinquante minutes après.

27 mai (premier jour). — Température, 39,1; pouls, 100.

28 mai (deuxième jour). — Matin : température, 36,8; soir, 38,3; pouls, 90. On met la femme à l'irrigation continue.

29 mai (troisième jour). — Matin : température, 37,3.

A onze heures du matin : 37°. On cesse l'irrigation.

A trois heures du soir : 38,3. Curettage.

30 mai (quatrième jour). — Matin : température, 38,5; soir : 38,5.

31 mai (cinquième jour). — Matin : température, 38; soir : 38,2; pouls, 104.

1er juin (sixième jour). — Matin : température, 37,4; soir, 37,2.

A partir de ce moment la température reste normale jusqu'au 13 juin (dix-septième jour), où elle atteint, le soir, 38,5; retombée à 37, le lendemain matin; mais s'élève à 38,2, le soir (dix-huitième jour).

15 juin. — Matin : température, 37,8; soir : 38,8.

16 juin (vingtième jour). —Matin : température, 37,8; soir, 39,2. Phlegmatia alba dolens. On immobilise le membre malade dans une gouttière entouré de compresses imbibées d'une solution saturée de chlorhydrate d'ammoniaque. La température descend à la normale, la femme sort guérie le 4 août 1894.

---

[1] Cette observation, ayant été classée avec les observations de phlébites, a été omise dans la catégorie des observations du curettage. Elle porte à 39 le nombre de ces opérations.

TABLE DES MATIÈRES

DEUXIÈME PARTIE

LES ACCIDENTS INFECTIEUX TARDIFS DES SUITES DE COUCHES

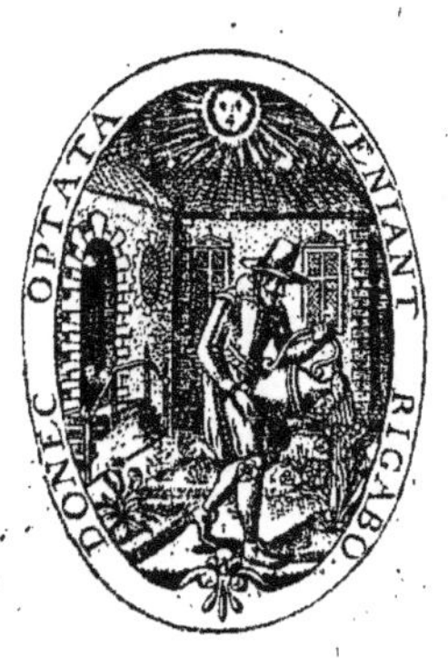
DONEC OPTATA VENIANT RIGABO